상체의 모든 근육들이 아픈 압통에 시달려왔습니다. 정형외과, 재활의학과, 한
의원을 이곳저곳 다녀봤지만 소용이 없었습니다. 그러다가
시술받았습니다. 첫날에는 약간 뻐근한 정도
시간이 지나면서 통증이 없어졌고, 근육이 풀
가벼워졌습니다. 2개월 정도 지나니까 무엇보
수 있게 되어 제 삶을 되찾은 기분이 듭니다.
고 싶지만 문제가 생긴 사람이라면 이 책이 도움이 되리라고 생각합니다.

박상규 헬스보이짐 트레이너, 2017년 머슬매니아 보디빌딩 부문 2등

미국 LA에 거주하고 있습니다. 지난해 방문했을 때 평소 눈 뜨는 것이 거북스러웠던 증세 때문에 병원을 찾았다가 눈썹거상술을 권유받았습니다. 결정을 못 내리고 있던 차에 금실 매선을 알게 되어 시술받았습니다. 처음엔 약간 이물감이 들고 뻐근했는데, 날이 갈수록 눈 뜨는 게 자연스럽고 가벼워지며 시야가 선명해짐을 느꼈습니다. 주변 친구들한테 말하니 자기들도 한국 가서 시술을 받아보고 싶다고 난리들입니다. 이번에 금실 매선에 관한 임상 사례들을 담은 책이 나왔다고 해서 체험자로서 반가운 마음이 듭니다.

오소진 아메리칸 어패럴 아시아 마케팅팀장

육상은 오로지 몸으로만 승부를 겨루는 스포츠입니다. 육상 선수에겐 몸의 근육이 가장 중요하기 때문에 1년 내내 구슬땀을 흘리며 근육 강화 훈련을 합니다. 금침이 근육을 튼튼하게 해주고 염좌나 근육파열 등 상해시에도 좋은 치료 효과를 나타낸다니 육상인의 한 사람으로서 반갑지 않을 수가 없습니다. 체육인들과 나아가 국민의 체력 증진과 삶의 질 향상에 금침이 의미있는 기여를 할 수 있게 되기를 진심으로 희망합니다.

임대기 대한육상연맹 회장

늘 긴장 속에 근무하게 되는 경호 업무는 긴장된 근육으로부터 비롯되는 피로와 부상과의 싸움입니다. 대한금침학회에서 연구되고 있는 금침 치료가 늘 긴장 속에서 업무를 수행하는 모든 사람들에게, 건강하게 몸을 지켜낼 수 있는 또 다른 수단이 되기를 희망합니다.

권순재 호남대학교 태권도경호학과 교수

진정한 미모는 건강한 몸에서 시작됩니다. 여성들은 나이가 들수록 항상 젊게 보이기를, 늘 예뻐 보이기를 희망합니다. 인간의 평균수명이 연장되면서 여성뿐 아니라 남성도 역시 건강수명에 대한 관심이 높아졌습니다. 진정한 동안의 비결은 건강한 몸이라는 인식이 자리잡은 요즘, 이 책이 건강한 몸과 진정한 아름다움에 대한 우리의 바람에 한 걸음 다가서게 해주길 기대합니다.

최재연 경기대학교 문화예술계열 모델 전공교수, 2014 미스코리아 전북 미

백세 시대, 우리는 무엇을 원할까요? 사회가 변화하고 세대가 바뀌어도 우리는 공통적으로 예쁘고 건강하게 늙어가길 소망합니다. 이 책이 건강한 노후를 준비하고 싶은 사람들에게 현명한 길을 알려줄 것입니다.

이영석 힐링탑 경락연구회 대표

아름답게 나이 들기를 원하는 분들에게 이 책을 권합니다. 건강과 노화 억제에 관심이 많은 사람들이라면, 이 책이 알려주는 금침을 활용한 새로운 기술이 건강한 미래의 삶에 새 길을 제시해 줄 것입니다.

이하정 골드테라피 원장

책을 읽은 후 금침이라는 새로운 치료법에 대한 많은 궁금증을 해소할 수 있었습니다. 또한 금침이 많은 환자분들에게 건강과 행복을 선사할 수 있으리라 믿게 되었습니다. 아무쪼록 이 책을 통해 금침의 놀라운 효과가 널리 알려지기를 기원합니다.

유광석 (주)다모생활건강 대표

금침, 10년이 젊어진다

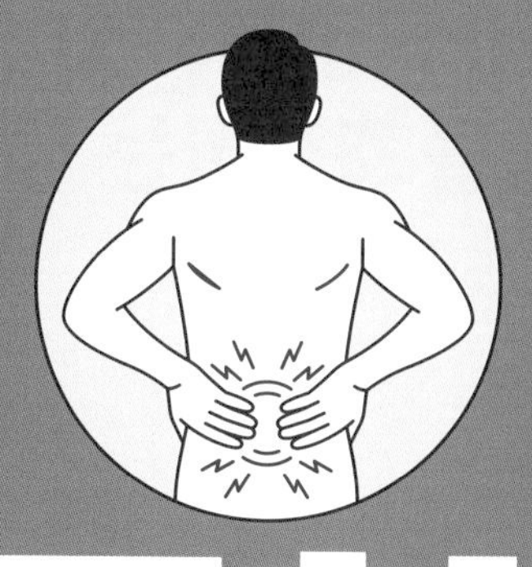

굽침, 10년이 젊어진다

김동원 조창인 심시현
한봉희 강수만 계수명
김천종 이범한 하리경
지음

솔트앤씨드

추천의 글

지속적이고 미세한 자극으로 내장 기능을 조절하는 경락 원리

소우주인 사람의 몸이 대우주 자연에 순응하면서, 계절의 변화에 따라 생기는 다양한 생체의 변화를 읽고 건강하게 천수를 다하도록 환자를 보살피고 치료한다는 원리 하에 한의학은 오랜 역사적 발판을 딛고 발전되어 왔다.

그러나 한의학도 이제는 '동양의 의학'이라는 지리적 한계와 범위를 벗어나 모름지기 세계의학으로 발돋움을 한 지 꽤 오래되었다. 아니 더 나아가 첨단 융합의학을 선도하고 창출하기 위한 행보에 오히려 한의학이 앞장서고 있다 해도 과언이 아니다.

현대문명의 발달과 함께 의학지식, 의료기술의 변화가 크게 일어나고 있는 가운데, 의료 소비자의 건강과 질병에 대한 인지도도 향상되면서 의료 영역의 확장과 패러다임의 변화가 더욱 요구되는 시점이다.

어느 분야이건 '전문화, 표준화'의 기치와 함께 융합의 시대가 도래되었다. 이에 발맞추어 한의학 의료 영역의 확장은 어디까지 가능해질까 가늠을 해본다.

원래 침술의 기원은 침석(鍼石)으로부터 시작되었는데, 문명의 발달에 따라 청동, 동, 철, 금, 은 등이 재료로 이용되어 왔고, 침의 형태도 구침(九鍼)과 같이 내외과적으로 필요한 용도에 따라 더 편리하게 만들어 사용되었다. 또한 이처럼 시대를 따라 변천되어온 침술은 경락 이론에 한약물의 작용을 입혀 새로운 한의치료법으로 나타나기도 하였다.

예컨대, 한의학 고전에도 금설(金屑), 즉 금가루에 대한 내용이 있는데, 맵거나 단맛의 속성을 가지고 폐장 비장에 영향을 끼침으로써 정신을 안정시키고 장부의 기능을 돕고 골수를 튼튼히 하며 소아의 경기도 진정시키는 등 경락의 작용을 통하게 하고 안신시키는 작용이 있다 하였다.

여기에 더해, 어느 질병의 예방과 치료를 위한 특수 목적을 가지고 피부나 근육 내에 미세침을 매몰시켜 장시간의 자극으로 지속적 효과를 내기 위해 개발된 피내침(피부매몰침)요법도 있다.

이를 다시 종합해 보면, 금침요법은 순금의 치료 효과와 피내침의 원리를 융합시킨 새로운 영역의 치료법이라 말할 수 있는 것이다.

인체에서 모든 정보와 감각을 전달하는 신경의 수용체가 피부에 다량 분포된다는 이론과 함께, 피내침이나 금사주입 등의 지속적이고 미세한 치료 자극으로 내장 기능이 조절된다는 경락학적 원리까지 내포된 것이기에 더욱 긍정적이다.

사실은 본인도 이미 1980년대 초, 금침요법의 호르몬 조절 효과에 대한 과학적 실험연구를 수행한 적도 있고, 그간 관련 논문들이 다수 나와 있지만, 금사침을 개발하거나 사용하는 관련 기술 미비로 통증이나 증상 개선 효과의 지속성 또는 일부 부작용 등에 대한 한계점이 있었음 또한 기억하고 있다.

그러나 이 책을 통해, 최근 다수의 한의사들이 임상 현장에서 활용되어 온 금침요법에 매우 탁월한 치료 작용이 있음을 재확인했다는 내용에 우선 반가운 마음이 컸다. 그동안 축적된 금사 제조기술을 이용해 99.99%의 순금을 용수철 모양으로 꼬아 금침을 만들었고, 피부에 주입된 금침이 어깨 등 관절 통증은 물론 얼굴 리프팅, 탈모, 경추성 두통, 생식기 질환 등 다양한 질환에 지속적으로 작용하면서도 부작용은 발견되지 않았다는 임상체험 내용에도 두 귀가 솔깃해진다.

내용에 기록된 바와 같이, 전문지식을 가진 한의사들이 현대 과학기술을 활용한 정밀 가공기술과 함께 위생 멸균처리 등의 엄격한 시술 과정을 통해 국민 건강 증진에 크게 기여하고 한의학의 치료 영역을 적극적으로 발전시켜 감은 매우 고무적인 일이며, 향후 금침요법에 관심을 가질 후학들에게도 좋은 지침이 될 수도 있을 것이라 여겨진다.

금침요법 소개에 이어 책 후반부에는 '물과 소금은 세트다' 등 여러 건강 정보들이 담겨 있음을 보니, 아마도 일반의 잘못된 인식을 바로잡는 등 국민 건강을 염두에 둔 교양서로서의 발돋움 목적도 있지 않나 싶어 흥미롭다.

그러나 이 시점에서 가장 강조하고 싶은 점은, 앞으로 전문적 지식을 가미시킨 기초적 임상적 연구 데이터를 더욱 많이 축적하면서, 보다 안전하고 우수한 금침요법을 위해 남은 과제를 완성시켜야 하는 큰 사명과 책임이 남아 있다는 것이다.

이 책의 출간에 기여한 한의사분들의 노고와 개발정신, 용기에 박수를 보내며, 많은 분들이 애정과 관심으로 읽어주시고 더불어 아낌없는 격려와 채찍 주시기를 기대하며 축하의 인사를 전한다.

이혜정 경희대학교 한의과대학 고황명예교수

추천의 글

안티에이징에 화장품보다 금침

이 책은 좋은 선생이듯, 어려운 내용을 쉽게 설명해 주는 것이 마음에 든다. 그동안 민간요법 수준에 머물러 있던 금침에 대해 아주 쉽고 자세하게 풀어 설명해 준 것이 좋다. 뿐만 아니라 '근육이 튼튼하면 늙지 않는다'는 컨셉은 약간 과장이 들어가긴 했지만, 침 치료의 핵심을 잘 짚었다는 생각이 든다.

양의학과 마찬가지로 한의학에서도 건강의 핵심은 혈액 순환이다. 온몸에 피가 골고루 잘 돌아야 건강하다. 피부든 장기든 마찬가지다. 일반 침과 마찬가지로 금침도 결국은 우리 몸의 혈액 순환을 돕는 요법이다. 침이 일회적 요법이라면, 피부 속에 머리카락보다 훨씬 가는 굵기의 금침을 적게는 수십 개에서 많으면 수백 개까지 자입(刺入)하는 금침은 반영구적이다.

금은 물에 닿아도 녹이 슬지 않고, 감염이나 알레르기 같은 면역학적 반응을 일으키지 않는 금속이기 때문에 한 번 피부 속에 자입된 금침은 평생을 몸속에서 침을 놓는 효험을 발휘한다. 금침을 다룬 이 책은 현직 한의사들이 직접 임상 실험에 참가한 뒤에 그 결과물을 가지고 연구했고, 현업에서 진료하며 느끼고 체험한 내용을 바탕으로 쓰였다. 그만큼 설득력이 있다는 것이다.

구안와사나 만성 통증 같은, 일반 침이나 양의학에서는 치료에 어려움을 겪는 병을 금침으로 해결한 사례들이 여기에 소개돼 있다. 금실은 피부를 자극하는 데 그치지 않고 근육층을 지속적으로 자극해 소기의 목적을 달성했다는 데에서 찬사를 보낸다. 일종의 '트로이 목마'처럼 금침을 몸속으로 밀어넣어 그 속에서 승부를 보게끔 하는 비법인 셈이다.

생명활동의 중요한 기관임에도 근육은 다른 장기에 비해 저평가된 측면이 있다. 저자들은 남들이 그냥 스쳐지나 보냈거나 무시했던 부분을 찾아냈다. 노화의 주범은 피부보다 근육이란 점을. 그래서 피부에 영양크림을 바르는 것보다 금침이 노화 방지에 훨씬 효과적이라는 것을 임상으로 증명하고 있다. 미용과 통증 질환에서 획기적인 치료법을 찾는 분이라면 일독을 권한다.

심인섭 경희대학교 의과대학 생리학교실 교수

머리말

근육을 탄력 있게, 혈액 순환을 원활하게

금(金, Gold)은 고대로부터 질병을 치료하기 위해 사용되어 왔다. 정신을 진정시키고 근골(筋骨)을 견고하게 하며 신수(腎水)를 보충하고 관절을 이롭게 하며 독기를 제거하는 등의 목적으로 이용되었다. 또한 금은 형태학적으로 피부 조직과 이질감이 없고 화학적으로 안정적이며, 연성이 높아 다양한 형태로 가공하기가 쉽다. 다른 금속에 비해 감염이나 면역학적 반응을 적게 일으키는 높은 생체 적합성을 가지고 있다. 이런 이유로 금은 치과용 보형물, 정형외과 수술 시 고정물질 등으로 다양하게 이용되어 왔다.

최근에는 순도 99.99%의 순금을 머리카락보다 더 가늘게 실처럼 만든 '금실'을 인체 조직에 자입함으로써, 지속적인 자극을 주어 질병을 예방하고 치료하는 금침(금실 매선)이 각광받고 있다. 의료기기로서 이미 식약처에서 허가받았고, 피부과, 성형외과에서도 시술하고 있다. 그동안 사용해 오던 매선(埋線) 요법인 매선사를 자입하는 것과 같은 방법으로, 금실을 원하는 깊이만큼 근육층이나 피부층(진피층이나 SMAS층)에 자입할 수 있게 되었다.

'금침'은 그동안 골절, 골관절염 등의 통증 질환, 주름 개선 등의 안면 미용, 안면마비 등에 응용되어 유의한 효과가 있다고 보고되었다. 얼굴 볼에 패임이 심하다 보니 해골처럼 보여서 심리적인 위축감이 심한 환자, 골절 수술 후 다리에 힘이 없는 환자, 척추측만증 진단을 받고 교정을 원하는 환자, 하지정맥류를 비수술 치료로 받고 싶은 환자, 아침마다 눈이 떠지지 않을 정도로 안검하수가 심한 환자, 파라핀 필러 부작용으로 고통을 호소하는 환자, 연필도 못 쥐고 그릇도 못 잡을 정도로 손가락이 아픈 류머티스 관절염 환자, 등이 심하게 굽어 보호자 없이는 한의원에 오기도 힘들었던 퇴행성 질환자, 회전근개 파열로 수술을 받았으나 재발한 환자, 요추협착증으로 수시로 허리가 아팠던 환자, 알레르기와 편두통으로 일하지 않는 휴일에는 누워만 있던 환자, 자세 불균형으로 목 아래쪽이 혹처럼 불룩해진 버섯증후군 환자 등 금침 효과로 통증에서 벗어나고 삶의 질이 개선된 환자들은 아주 많다.

임상 경험의 축적으로 금침의 적응증도 다양해지고 있어서 두피의 탈모나 안면 주름, 피부결 개선, 전신통증 질환, 심지어는 남성과 여성의 비뇨 · 생식기 질환 등에서도 놀라운 효과가 나타나고 있다. 2017년에 결성되어 활동을 이어오고 있는 대한금침학회에서는 그동안 금침에 대한 임상 사례들을 공유하며 연구해 왔고, 이번에 9명의 한의사들이 뜻을 모아 책을 집필하게 되었다. 이 책에서 금침의 효과에 대한 이론적인 근거나 주의점 등이 자세히 다뤄질 것이다.

물론 금침이 전신의 모든 질환을 치료할 수 있는 만병통치의 방법은 아니다. 그렇지만 인체 내에 자입되어 지속적인 자극으로 생체활동을 활성화하기 때문에 매선요법 중에서는 가장 효과가 좋다고 생각한다. 금실은 녹지 않고 계속 몸속에 남아 있다는 점 때문에 '평생 간다고? 괜찮을까?'라고 안전성을 고민하는 사람이 많다. 부작용은 없을까 걱정하는 것이다. 그래서 저자들은 직접 서로에게 어깨 통증, 얼굴 리프팅, 탈모, 경추성 두통 등 각자의 상태에 맞게 시술을 해본 결과 얼굴색이 점점 맑아지고 통증이 사라지는 것을 경험하면서 안전성에 대한 확신도 갖게 되었다.

한의학에서 다루는 금침 시술의 특장점은 한의학의 원리에 따라 인체의 경락 · 경혈 자극으로 오장육부의 기능을 조절해 인체의 균형을 맞추는 것이다. 그리고 근육을 건강하게 하고 혈액 순환을 개선시킨다. 안구건조증이라면 안륜근뿐만 아니라 후두부의 경혈을 자극하고, 탈모 치료를 원한다면 탈모 부위뿐만 아니라 하부 경추, 흉추 1번, 후두하근 쪽에 있는 근육들과 경혈도 자극하는 식이다. 근육을 건강하게 하고 혈액 순환을 개선시키면 조직 재생에 탁월한 효과를 발휘한다. 척추, 고관절, 무릎관절 등의 문제로 금침 시술을 받는 경우에도 근육과 경혈을 포인트로 시술을 진행하며, 시술 후 근육의 힘이 좋아진다.

미용금침에서도 건강한 근육과 혈액 순환은 핵심이다. 얼굴 근육은 표피층 아래에 있지만 근육의 움직임으로 인해 표정이 얼굴 바깥으로 나타난다. 얼굴의 처짐과 주름, 피부 탄력의 저하는 근육과 혈액 순환의 노화로 인해 발생한 결과라고 볼 수 있다. 나이가 드는 걸 막을 수는 없지만 처진 주름을 개선하려고 잘라내고 당겨올리면 부자연스러움이 더해진다. 나이 들어도 자연스러운 아름다움을 유지할 수 있다면 그보다 더 좋을 순 없을 것이다. 금침은 그런 면에서 월등히 뛰어나다.

여러 한의사들이 시술하고 있고 탁월한 효과를 내고 있는 결과물들을 이렇게 책의 형태로 선보이게 되어 기쁘게 생각한다. 앞으로도 치매 · 간질 등의 중추신경계 질환, 골관절염 · 퇴행성관절염 등의 만성 근골격계 질환 등에 더 많은 임상 사례가 나와 금침의 놀라운 효과를 다방면으로 증명할 수 있을 것이라 생각한다.

저자 일동

목차

3장 근육이 튼튼하면 늙지 않는다

4장 혈액이 가는 곳에 영양이 간다

5장 내 몸을 되살리는 건강 습관

1장

금침으로 10년을 되돌리다

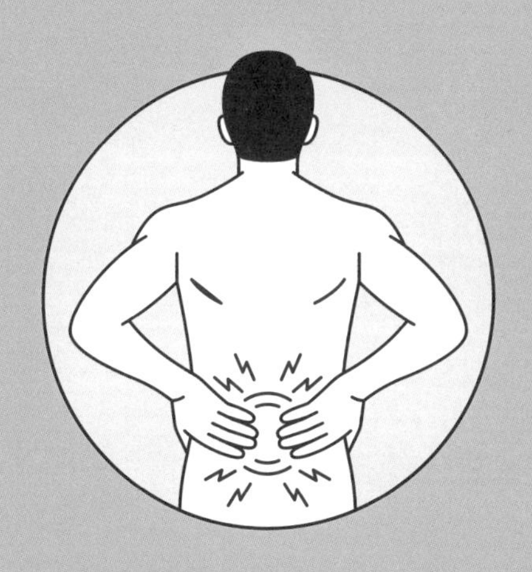

"포도막염으로 흔들리던 시야가 안정됐어요"
"구안와사 후유증으로 표정이 비뚤어져요"
"얼굴 근육이 꺼져서 할머니처럼 보이기 싫어요"
"만성적인 어깨 통증과 두통이 사라졌어요"
"오다리 때문에 하이힐을 못 신어요"
"괄약근 옆에 볼록하게 종기가 올라왔어요"
"갑자기 늘어난 주름이 적응이 안 돼요"
"이러다 대머리 되는 거 아닌가 모르겠어요"
"항상 가던 곳인데 길을 못 찾겠어요"

“포도막염으로 흔들리던 시야가 안정됐어요”

계수명

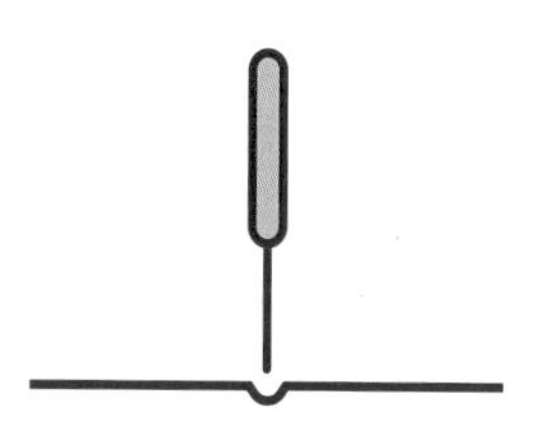

눈이 불편한 50대 남성이 내원했다. 이 환자는 포도막염 때문에 왼쪽 눈의 시야가 뿌옇게 흐려지면서 초점이 맞지 않아서 근시인데도 안경을 맞추지 못하고 있었다. 병원에서는 상태가 나빠질 때마다 수술을 권했는데, 수술을 받아도 완치가 되는 것이 아니라서 십여 년째 버티면서 고생 중이라고 했다.

알레르기성 포도막염은 흔하지 않은 질병이지만 증가하는 추세이고 다른 면역계 질환들처럼 완치가 어려운 병이다. 근본적으로 인체의 면역 기능이 강해져서 병증을 이길 수 있어야 회복이 되는데, 이미 퇴행적인 반응이 진행되는 50대 남성에게는 치유가 쉽지 않다.

이 환자는 완치를 보장할 수 없는 수술이 싫다며 그저 견디고 있다가, 증상이 너무 심해지니까 수술 날짜를 잡아놓기는 했는데 망설이고 있었다. 그러던 중에 어머니의 권유를 받고 금침을 맞아보겠다고 내원한 것이었다.

예부터 눈에 놓는 침은 효과가 좋다

이 환자의 어머니는 백내장을 앓고 있었다. 그런데 한동네에 살던 허리가 심하게 굽은 할머니가 금침을 맞고 나서 허리를 펴고 다니는 걸 보고 감동을 받으신 듯했다. 어머니는 10개의 금실로 금침 시술을 받았는데, 곧바로 눈이 시원해지면서 환해지니까 놀랐다고 한다.

백내장이 심하면 눈이 탁해지는데, 금침 시술 직후에는 눈이 환해졌지만 한두 달 지나면서 다시 탁해지는 느낌이 든다고 했다. 그래도 후회하지 않는다고 하시는 걸 보면 금침을 맞기 전처럼 심하지는 않은 모양이었다.

어머니의 권유를 받고 온 환자에게도 눈 주변의 혈자리와 후두부에 20개의 금실로 금침 시술을 했다. 이 환자는 후두부의 풍지혈(風池穴)에 자극을 받자마자 바로 눈이 환해지고 시원해졌다고 한다. 혈류 공급이 원활하게 되면서 즉각적인 효과가 왔던 것이다.

포도막염은 몸이 좀 좋아질 때는 나았다가 컨디션이 조금만 안 좋으면 다시 쉽게 재발하곤 한다. 그의 말에 따르면 조금 괜찮았을 때에도 고통스러울 정도는 아닐 뿐, 정상으로 돌아온다기보다는 시야가 뿌옇거나 불안정한 증상은 여전했다고 한다. 심할 때는 일상생활을 할 수 없을 정도로 힘들었다고 하니 사람이 저절로 예민해졌을 것이다.

3개월이 지난 후 어깨가 굳었다며 내원한 그에게 눈 상태를 물어봤다. 그동안 재발도 없었고 수술도 취소했다고 한다. 금침 시술 후에 흔들리던 시야가 회복되고 시력도 안정돼서 안경을 맞출 수 있게 됐고 일상생활이 편안해졌다고 한다. 눈이 뿌옇고 초점이 안 맞아 예민하던 상태도 나아져서 상당히 행복해하고 있었다.

금은 인체 친화력이 가장 높은 금속

예부터 눈 주변의 경혈에 침술을 쓸 경우 안과 질환에 치료효과가 좋은 편이다. 그런데 침은 지속적인 자극을 줄 수가 없기 때문에 만성 질환이라면 매침법을 고려해 볼 수 있다. 이때 몸에 자입되는 것은 인체에 부작용 없이 자극을 줄 수 있는 순도가 높은 금실을 사용하면 좋다.

금은 인체 친화력이 높아서 충치 치료에도 사용한다. 50년 동안 금니를 하고 있어도 부작용은 없다. 풍치 때문에 신경치료를 하고 잇몸치료를 할 때 금니를 하면 해당 부위의 풍치가 사라져버린다. 금이 소염 작용과 순환 작용을 하기 때문인데, 특별한 예외 사항이 없는 한 금은 우리 몸을 되살린다. 염증을 없애는 소염을 넘어 염증을 억제하는 항염 작용도 가능하다.

환자에게 시술한 금침은 순도 99.99%의 순금으로 만들어진 0.07mm의 가는 금실을 사용했기 때문에 더욱 안전하다. 굵은 철사 느낌의 금침이었다면 나중에 혹시라도 응급 상황에 수술을 할 일이 생겼을 때 금침 때문에 절개하는 데 문제가 될 수도 있다. 머리카락보다 가는 0.07mm의 금실은 손으로도 끊을 수 있을 정도로 가늘며, 수술할 때 절개를 해도 충분히 잘 잘리기 때문에 방해가 되지 않는다.

금침 시술을 하면 금실이 몸에서 반영구적으로 효과를 낸다. 그렇기 때문에 노화를 거스를 수는 없지만 늦출 수는 있다. 간혹 체내에 계속 금실이 자리잡고 있다는 점 때문에 걱정하는 분들이 있는데, 오히려 그 점 때문에 지속적인 효과를 낼 수 있는 것이다.

"구안와사 후유증으로 표정이 비뚤어져요"

조창인

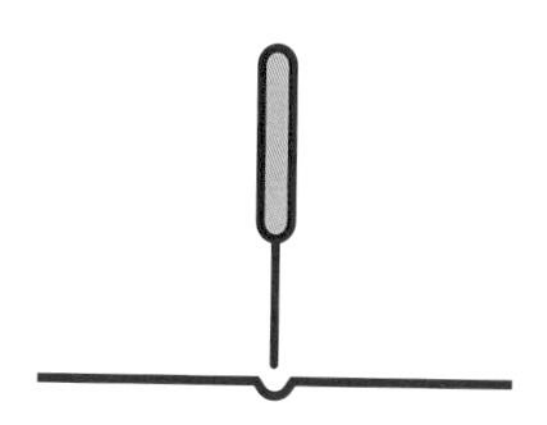

서연(가명)이를 처음 만난 것은 이 아이가 초등학교 6학년 때였다. 초등학교 1학년 때 발병한 안면마비로 인해 후유증이 남아서 왼쪽 얼굴 근육의 기능이 저하된 상태였다. 한의학에서는 '구안와사(口眼喎斜)'라고 하는데, 한쪽 얼굴에 마비가 일어나면서 입과 눈이 비뚤어지게 된다.

구안와사는 중추성과 말초성의 두 가지가 있다. 중추성은 뇌혈관에 문제가 생겨서 뇌졸중이 일어나 안면마비가 오는 것으로, 흔히 '중풍(中風)'이라고 말하는 것이다. 말초성은 바이러스 침투나 치과 질환, 귀 질환 등이 원인이 되어 안면신경에 염증반응을 일으키고 일시적으로 안면마비를 일으키는 것이다.

따라서 말초성 구안와사는 남녀 구분 없이 어떤 연령층에서도 발생할 수 있는데, 염증이 없어지고 신경이 다시 살아나면 자연스럽게 없어진다. 통계적으로 보면 70%의 환자는 다시 예전의 일상으로 돌아갈 수 있다. 문제는 30% 정도의 환자는 후유증이 남는다는 것인데, 서연이는 여기에 해당하는 경우였다.

안면근육에 특화된 정안침과 미소안면침

구안와사에서 염증이 생기는 안면신경은 12개의 뇌신경 중 대부분의 얼굴 표정근육과 미각 등의 일부 감각을 지배하는 제7 뇌신경이다.

구안와사 후유증이 심하면 한쪽 눈을 감고 싶어도 감을 수 없는 경우도 있는데, 안면근육의 운동 기능이 제대로 작동하지 않기 때문이다. 다행히 서연이는 그 정도는 아니었다. 다만 초등학교 1학년 때 발병했고 6학년 때 나와 만났으니 한참 시간이 흘러 이미 얼굴 근육이 많이 굳어진 상태였다. 아프지는 않아도 묵직하거나 뻣뻣한 걸 느낀다고 했고, 감각 기능은 작동하는데 운동 기능은 좋지 않았다.

그동안 좋다는 약도 많이 먹었을 것이고 안 해본 것 없이 다 해봤을 텐데, 부모님도 아이도 얼마나 가슴 졸이는 시간을 지내왔을까 안쓰러운 생각이 들었다. 한쪽 안면근육이 굳어 있으면 통증은 없어도 웃을 때 그 부분만 주름이 생기지 않는다. 그저 주름만 안 생기는 것이 아니라 근육의 움직임이 없기 때문에 한쪽만 입꼬리가 올라가지 않는다. 웃고 있지만 한쪽만 웃고 있는 셈이다. 그 때문에 서연이는 친구를 사귈 때 심리적인 위축감을 많이 느끼고 있었다. 아직 어린 학생이기 때문에 부모님도 이 부분을 많이 걱정하고 있었다.

처음 만난 이후로 3년간 서연이는 정안침과 미소안면침으로 치료받으면서 안면근육이 많이 부드러워졌다. 말할 때나 노래할 때는 다른 사람들도 서연이의 구안와사 후유증을 잘 느끼지 못할 정도가 되었다.

정안침과 미소안면침은 안면근육에 특화된 한의학적 치료법이다. 기존에 있던 구안와사를 치료하는 침술이 정안침의 시초가 됐는데, 미소안면침은 정안침의 안면근육에 더해 후두부 혈자리까지 확장된 치료법이다. 지금은 이것이 구안와사 치료에도 쓰이고, 미용침으로도 쓰이고 있다. 구안와사 치료를 받는 분들은 마비된 한쪽만 침을 맞는데, 혈액 순환이 좋아지다 보니 마비됐던 쪽이 오히려 피부가 훨씬 좋아진다. 피부의 탄력이 월등히 좋아지는 것은 물론, 피부결도 좋아지고 주름도 줄어들고 모공도 축소된다.

"표정에 자신감이 많이 붙었어요"

3년 동안 정안침과 미소안면침으로 치료하는 동안 서연이는 일주일에 두 번씩 매주 내원했다. 학교 갔다 오면 방과후 학원 수업 스케줄 외에도 저녁에는 치료받으러 가는 날인지 아닌지 체크해야 했다. 치료 성과는 있었지만, 치료를 받는 것이 자연스럽게 삶의 중심에 있게 되었다. 뭔가 새로운 걸 해보려고 해도 치료받는 스케줄을 먼저 챙겨야 했다.

2020년 현재 중학교 3학년이 된 서연이와 부모님에게 금침 시술을 권했다. 다른 사람은 잘 느끼지 못하지만 무표정한 상태로 있으면 근육이 경직되어 틀어진 것이 아직도 보였다. 특히 사진을 찍으면 그것이 확연하게 보였다. 치료는 계속해야 하는데 정안침이나 미소안면침은 침이 들어갔다 나오는 것이기 때문에 아무래도 효과는 오래 지속될 수 없었다. 매선(埋線)침을 고려해 보는 것이 좋겠다는 생각이 들었다. 그래야 서연이가 치료받으러 오는 시간을 점점 줄이고 자신의 삶에 더 집중할 수 있을 것이었다. 약실 매선도 있지만 그건 결국 몸에서 녹아서 없어지는 것이기 때문에 충분한 효과를 보기에는 부족했다. 순금으로 된 얇은 금실을 매선하는 금침 시술이라면 부작용 없이 지속적인 효과를 기대할 수 있을 것이다.

서연이는 결국 두 번에 걸쳐 총 60개의 금실로 금침 시술을 받았다. 그 결과 정안침과 미소안면침으로 좋아진 효과의 두 배 정도는 더 편안해지고 부드러워졌다. 눈은 틀어짐을 거의 모를 정도가 되었고, 입 주변 근육의 움직임도 훨씬 더 나아졌다. 틀어짐을 알아보려면 '아에이오우'를 해보면 알 수 있는데, '이' 할 때는 잘 움직이지만 '오' 할 때는 아직 완벽하지는 않다. 그래도 본인이 만족할 정도로 좋아졌고, 근육이 움직이는 것이 보일 정도가 되었다. 신경이 살아나고 근육의 에너지가 높아졌다는 뜻이다.

서연이는 아직 100% 완치된 것은 아니지만 상태를 더 살펴가면서 추가 시술을 긍정적으로 고려해 볼 수 있게 되었다.

“얼굴 근육이 꺼져서 할머니처럼 보이기 싫어요”

하리경

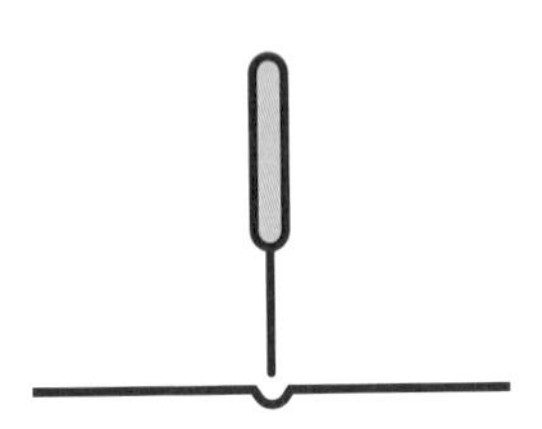

금실 리프팅 상담을 받고 싶다며 50대 중반의 여성이 내원했다. 그녀는 양쪽 눈 옆의 관자놀이 부근이 푹 꺼져 있어서 볼품이 없다고 고민했다. 옆모습을 보면 머리뼈 옆면이 쑥 들어가서 할머니 같아 보인다는 것이다. 게다가 이마의 주름도 점점 깊어지고 있다고 한숨을 쉬었다.

주변을 살펴보면 관자놀이 부분이 푹 꺼져 있는 할머니와 할아버지를 많이 볼 수 있다. 이 부분은 저작근 중에 측두근의 일부로 음식을 씹는 역할 외에도 얼굴을 아래로 처지지 않게 잡아주는 역할을 한다. 관자놀이가 꺼져 있다는 사실은 측두근도 위축되어 있고 얼굴 전체의 근육도 메말라 있다는 것을 의

미한다. 이런 상태에서는 씹는 힘도 약해지고 얼굴 처짐 현상도 나타나며 혈액 순환과 림프 순환이 잘 되지 않아 피부결도 나빠진다. 이 또한 노화의 한 현상이다. 그대로 놔두면 꺼짐 현상이 점점 더 심해진다. 마치 말라서 얼굴에 살이 없어진 것처럼 보이는데, 정확히 말하면 근육이 약해져서 근손실이 일어난 것이다. 그 상태에서 더 심해지면 마치 해골처럼 보이는 얼굴이 될 수가 있다.

이 환자에게 얼굴 전체의 근육층을 잡아주기 위해 120개의 금실로 금침 시술을 하고 측두근의 약화를 개선시키기 위해 관자놀이 부분에 추가로 금침 시술을 했다. 시술을 마치고 나니 혈색이 달라져 있었다.

금의 매선은 고대로부터 시작됐다

그녀가 금실 리프팅 상담을 받자마자 바로 시술을 결정한 것은 아니었다. 금침을 설명하면, 사람들은 보통 체내에 계속 금실이 남아 있다는 걸 생각하며 왠지 꺼림칙하게 생각한다. 그러나 애초에 금침이라는 치료법은 침의 자극이 일시적이라는 단점을 고민하다가 시작됐음에 주목할 필요가 있다. 침은 효과가 있다고 해도 일시적인 자극에 그친다는 한계가 있다.

인체 기능이 저하되면 침 자극으로 각성 상태, 응급 상태,

국소적 쇼크 상태를 유도해 인체의 전반적인 생리 기능이 새로운 밸런스를 이룰 수 있도록 하는 것이 침의 기전이다. 만약 급성 질환이라면 침 자극은 일시적인 것으로도 효과는 충분하다. 그러나 만성 질환일 경우에는 일시적인 자극을 주는 침 치료 외에도 지속적인 자극을 줄 수 있는 치료를 하면 더욱 효과적이다. 노화는 질병이라고 볼 수는 없지만 어떤 면에서는 만성 질환에 속한다고 볼 수도 있다. 현대 한의학에서는 효과적이고 지속적인 침 자극을 주기 위한 방법을 생각해 왔고, 최근에는 약실 매선요법이 많이 시행되었다. 시간이 지나면 녹아 없어지는 약실은 대체로 1~6개월 정도면 사라진다. 리프팅을 위해 얼굴에 삽입한 약실이 녹는다는 것은 부작용이 없을 것이라는 이야기도 되지만, 결국 효과도 사라진다는 이야기다. 리프팅 효과를 지속하고 싶으면 또 다시 시술을 해야 한다.

얼굴에 금실을 넣는 시술법은 우리나라에서 많이 알려졌는데, 사실은 몇십 년 전부터 프랑스, 스페인, 러시아에서도 꾸준히 시술되고 있다. 미용 분야가 많이 발달한 스페인에서도 역시 금실을 사용해서 시술한다. 2019년 칸 영화제에서 봉준호 감독에게 황금종려상을 시상했던 카트린느 드뇌브도 금실 시술을 받은 것으로 유명하다. 우리나라에서는 진일보하여 지름이 0.07~0.13mm인 가는 금실을 니들에 나선형으로 감아서 만든 금침이 개발되어 식품의약품안전처(식약처)에 3등급 의료기기로 허가를 받았다.

순금을 재료로 개발한 의료기기는 우리나라 식약처(KFDA)나 미국 FDA(식품의약국), 유럽 CE에서 생물학적 임상실험이 면제 대상일 정도로 안정성을 인정받고 있다. 금은 역사적으로도 고대로부터 사람에게 친숙한 광물이며 수천 년 전부터 약용으로 쓰였다. 관자놀이에 금실 시술을 받았던 이 환자도 체내에 남는 것을 걱정하면서도 금침을 궁금해했던 이유가 자기도 모르게 느껴지는 친숙함 때문이었을 것이다. 게다가 금침은 절개, 출혈, 마취에 대한 부담이 없는 비수술적 치료다.

근육이 살아나야 얼굴도 살아난다

실제로도 금은 인체 친화력을 갖고 있으며, 고대 유럽이나 이집트에서 금을 매선해서 치료했다는 기록이 남아 있다. 금만큼 내 몸을 대체할 수 있는 건 없다. 금은 정화 능력이 탁월하며, 가공하기에 가장 좋은 금속이어서 화장품으로 쓰거나 술이나 음식에 뿌려서 먹기도 한다.

충분히 생각해 보고 금침 시술을 결정했던 이 환자는 다음 날 상태를 살피기 위해서 내원했는데, 눈 옆의 꺼진 부분이 볼록해져서 바로 개선된 것이 보였다.

금침 시술은 안면근육에도 쓰지만 다양한 통증 질환, 관절 질환에도 쓴다. 보통은 일주일, 열흘 정도 적응 기간이 지난 뒤

확실한 효과가 나타나지만, 시술 부위나 금실 사용 개수에 따라 이 환자처럼 바로 효과를 보이는 경우도 있다.

시술 후에 만족도가 높았던 이분은 성형외과에서 상담받고 있는 언니를 설득하고 있다고 한다. 근육을 마비시켜서 주름을 없애는 일부 성형외과 시술과 비교하면, 근육을 살려서 조직을 재생시키는 금침 시술이 훨씬 낫다며 언니를 설득하고 있다.

"돈을 아무리 많이 가지고 있으면 뭘 해요. 얼굴이 빈약해 보이니까 자신감도 없더라고요." 또래보다 외관상 나이들어 보이는 얼굴 때문에 꽤나 스트레스 받았던 그녀가 했던 말이다. 근육이 빈약하면 외관상 얼굴도 말라 보이고 감정을 표현하는 표정도 안 좋아 보이고, 노화도 빠르게 진행된다. 그러나 근육을 살려주고 다시 생기를 얻으면 혈액 순환도 좋아지고 조직 재생이 시작된다. 또 피부 속 진피층을 자극하면 약해져 있던 콜라겐, 엘라스틴이 재생되고 모세혈관의 생성이 촉진돼 피부가 저절로 좋아진다.

“만성적인 어깨 통증과 두통이 사라졌어요”

심시현

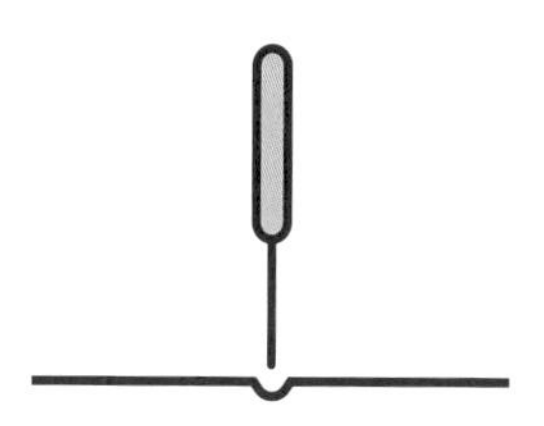

가끔씩 남편과 함께 내원하던 60세 여성 환자분이 있었다. 늘상 머리가 무겁고 두통에 시달린다고 하셨는데, 안압도 상승돼 있는 데다가 어지럼증도 있었다. 이러면 눈이 피로할 수밖에 없고, 일상생활을 하는 것 자체가 불편하니 사람이 예민할 수밖에 없었다.

환자는 가족력으로 뇌혈관 질환이 있다며 많이 걱정하고 있었다. 가족들 중에 뇌경색, 뇌출혈 병력이 있는 경우가 유난히 많다고 한다. “어깨가 항상 무거워서 살 수가 없어요. 뒷목이 부어 있고 머리는 늘 맑지 못해서 개운치가 않아요.” 환자 스스로 인지하기에도 그렇고 표면상으로 보기에도 어깨가 많이 솟아 있었으며 경직으로 인해 목 뒤쪽의 부종이 심했다.

진단해 보니 환자는 목을 좌우로 돌리는 것이 불편한 상태였다. 또 목을 앞으로 숙이고 뒤로 젖히는 동작이 부자연스러운데 특히 뒤로 젖힐 때 많이 힘들어했다. 한의학에서 대추혈(大椎穴)이라고 부르는, 목뼈(경추) 7번 아래쪽이 많이 튀어나와 있었다. 이것은 목과 어깨가 단단하게 경직된 분들에게서 흔히 볼 수 있는 현상인데, 일자목이 많은 현대인들은 이 부분이 부어 있는 사람이 많다.

머리로 가는 혈액 순환이 좋아지면

환자는 얼마 전에 오래된 비염 때문에 금침 시술을 받은 남편이 좋아지는 것을 옆에서 지켜보았고 자신도 금침 시술을 받기를 원했다.

남편은 미간, 콧대 옆 등 비중격(鼻中膈) 라인 부근에 금침 시술을 받았다. 코 안에 염증이 쌓여서 아침마다 콧속에 피가 엉겨붙기 일쑤였고, 감기와 상관 없이 코가 막히는 증상이 항상 있었다고 한다. 코는 무겁고 눈은 맑지 못한 느낌이었다고 하는데, 금침 시술 후부터 숨쉴 때 코가 편해졌고 코에 피딱지가 안 생겨서 너무 좋다고 한다. 무엇보다 가장 놀라운 점은 콧대가 살아난 것이라며 신기해하셨다.

남편의 금침 효과를 목격한 여성 환자분에게 40개의 금실을 시술했다. 한의학에서는 뇌로 통하는 혈자리로 풍지혈과 풍부혈(風府穴)을 중요하게 생각한다. 경추 1번 위쪽에 있는 풍부혈과 그로부터 양 옆으로 오목한 곳에 있는 풍지혈을 자극하면 눈이 편해지고 머리가 맑아지는 등 정말 효과가 좋다. 이 부분을 포함해서 목, 어깨로 이어지는 혈자리에 금침 시술을 했다. 또 경추의 척추기립근, 승모근, 흉쇄유돌근, 사각근, 그리고 경추 관절의 각 마디에도 시술을 했다. 경추와 흉추의 접합부에는 특히 많이 시술했는데, 이 부위는 경추의 만곡과 흉추의 만곡이 변화하는 위치이고 머리의 무게와 중력을 견디면서 목의 움직임을 안정화하기 때문에 부하를 많이 받는 자리다. 또한 머리 쪽으로 가는 교감신경이 나오는 위치이기 때문에 머리 쪽으로의 혈액 순환을 개선시킬 수 있는 곳이다.

그중에서도 특히 신경 쓴 부분은 흉쇄유돌근 쪽이었는데, 경동맥을 피하기 위해 손으로 흉쇄유돌근을 분리시켜 금실이 근섬유에 완전히 자입되도록 했다. 환자가 가족력이 있어서 혹시라도 뇌혈관 질환으로 인한 진단과 치료를 받게 될 상황을 감안한 것이다.

환자는 시술 후 3, 4일은 통증으로 인해 움직임이 불편했지만, 지금은 목과 어깨가 가벼워지고 움직임이 부드러워졌다. "처음엔 비용적인 부담감이 있어서 조금 망설여졌어요. 지금은 하길 정말 잘했다고 생각해요. 1주일, 2주일, 3주일 시간이 지날수록 점점 더 좋아지고 있어요."

"단단하고 무겁던 어깨가 부드러워졌어요"

어깨를 덮고 있는 상부 승모근은 후두부에서 쇄골과 견갑골에 부착하여 팔의 무게를 견디면서 어깨 관절의 움직임을 주관한다. 팔로 물건을 들거나 배낭을 메거나 여성이라면 브래지어 끈 등으로 항상 스트레스를 받는다. 오랜 기간 동안 부하를 많이 받으면 승모근은 길이가 늘어나면서 돌덩이처럼 단단해지고 어깨는 아래로 처진다. 이런 것이 목에 영향을 미치면 일자목이나 거북목이 된다. 경추 주변 근육은 조그마한 자극이나 자세의 변화에도 쉽게 뭉치고 통증이 발생한다.

목과 어깨 통증에 대한 금침의 시술은 효과가 좋아서 환자의 만족도가 높다. 이 환자는 굳어 있는 목의 근육과 승모근을 금침 시술로 부드럽게 만들었기 때문에 목과 어깨가 가벼워진 것이다. 외관상으로도 목과 어깨선이 예뻐졌다. 목과 어깨의 움직임도 가벼워졌고 촉진(觸診)을 해봐도 많이 부드러워져 있었다.

환자는 후두부 긴장 때문에 생기는 뒷골 당기는 증상도 좋아졌다고 한다. 워낙에 괴로웠던 부분이라 100% 완벽하게 풀리진 않았어도 "이제 정말 살 만해졌어요. 머리가 맑고 두통이 없어져서 너무 좋아요"라며 만족도가 아주 높았다. 또 눈도 맑아져서 안구가 열리는 듯한 느낌이라고 했다. 안압이 상승해서 눈이 자주 충혈되곤 했는데 이제 불편감은 거의 사라졌다고 한다. 통증과 부종이 해결되자 소녀처럼 혈색도 좋아졌다.

"오다리 때문에 하이힐을 못 신어요"

강수만

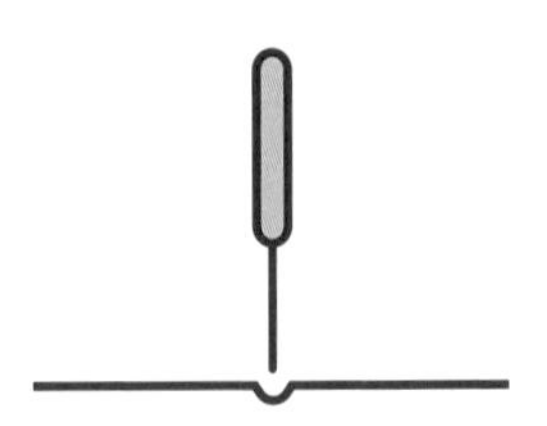

체형이 날씬한 여성 한 분이 내원했다. 50대 여성인데 키가 162cm로 그 연령대 여성치고 작지 않았고 소위 말하는 나잇살도 별로 붙지 않았다.

"제가 오다리라서 하이힐을 못 신어요. 오른쪽 발목이 약한 편인데 하이힐을 신으면 꼭 발을 삐거나 접지르거나 해요."

그녀는 치마도 입고 싶고 하이힐도 신고 싶은데 스스로는 오다리 때문에 하이힐을 못 신는다고 생각하고 있었다. 왼발은 괜찮은데 하이힐을 신으면 오른발이 자꾸 삐끗하고 자세가 이상해져서 교정을 받기 위해 내원한 것이었다.

흔히 '오다리'라고 말하는 상태는 무릎이 바깥쪽으로 휘어져서 무릎 사이 간격이 벌어지는 체형으로, 공식적인 용어로는 '내반슬(bowleg)'이라고 한다. 반면에 무릎 아래가 바깥쪽으로 휘어진 것은 '외반슬'이다.

진짜 이유는 오다리가 아니라 발목에 있었다

이 환자의 경우는 심한 오다리는 아니었다. 그보다는 오른쪽 발목의 외측 복사뼈(外踝) 부분이 바깥쪽으로 상당히 튀어나와 있었고, 발목이 약간 내전(內轉)되어 있었으며 동시에 무지외반증까지 있었다. 무지외반증은 엄지발가락(무지) 관절 주위의 인대와 힘줄 사이에 불균형이 초래되어 엄지발가락 관절이 돌출되면서 새끼발가락 쪽으로 휘어지는 것이다.

발목을 테스트해 봤더니 인대와 힘줄이 너무 약해져 있었다. 그래서 발목의 삼각인대(deltoid ligament)를 금실로 보강하면 좋겠다고 권유했고 금침 시술을 했다.

환자는 계단을 올라갈 때는 한 칸에 한 발씩 올라가는데 내려올 때는 계단 하나에 한 발 내려놓고 그 옆에 또 한 발 놓는 식으로 내려간다고 했다. 이것은 우측 발목이 약하여 체중을 지탱하지 못하기 때문에 나타나는 현상이다.

오른쪽 발목을 강화하기 위해 비골근과 삼각인대의 경혈자리를 위주로 하여 20개의 금실을 자입했다. 환자는 이후에

"발목이 엄청 튼튼해졌어요"라며 좋아했다. 발목 힘이 단단하게 좋아져서 보행이 엄청나게 자유로워졌다고 한다. 계단을 한 칸에 한 발씩 내려가는 것도 가능할 만큼 발목이 보강된 것이다. 발뒤꿈치 모양이 안짱다리처럼 휘어 있던 것도 상당히 나아졌고, 무엇보다 하이힐을 신고 싶을 때 자신감 있게 신을 수 있게 되었다.

상당히 만족했던 환자는 몇 달 후 얼굴의 볼 꺼짐이 심하다면서 양쪽 볼에 10개씩 추가로 금침 시술을 하기도 했다.

인대와 힘줄은 재생이 쉽지 않다

뼈와 뼈를 연결해 관절을 이루는 인대 조직과 뼈와 근육을 연결해 관절을 움직이게 하는 힘줄은 해부학적으로 모세혈관이 적으므로 한 번 다치면 회복이 잘 되지 않고 고질병이 되기 쉽다. 또 회복되더라도 100% 기능이 회복되지 않는 것도 문제다. 인대나 힘줄을 다치면 움직임이 줄어들기 때문에 근육도 같이 약해지는데, 이것은 재발의 원인이 되기도 한다.

나의 경우 기본적으로 금침은 만성 질환에 쓴다. 피부 등 막성(膜性) 구조에서는 탄력성을 제공하기 위해서 쓰지만, 섬유성 구조에서는 나이가 들면서 점점 소실돼 가는 부분을 보강하기 위해서 쓴다. 근육, 힘줄, 인대, 신경 등은 섬유성 구조다. 예를 들어 무릎의 십자인대, 발목의 삼각인대, 발뒤꿈치의 아킬레스건 등은 섬유성 조직이다. 인대나 힘줄 같은 섬유성 조직은 탄력 회복이 더딘 구조라서, 발이 한 번 삐끗하면 탄력이 떨어져서 다음에 또 삘 수 있다. 발이 자주 삐는 사람은 인대의 탄력 회복이 그만큼 덜 된 상태인 것이다.

발이 삐끗해서 급성 염증이 생기면 염증을 가라앉히기 위해 스테로이드제를 쓰기도 하는데, 이럴 때는 오히려 조직 재생에 방해가 될 수 있다. 인대나 힘줄은 나이가 들면서 노화가 되는데 잘못된 사용으로 미세손상이 누적되면 점점 얇아지고 가늘어지는 경향이 있다. 어떤 경우에는 찢어진 조직이 치유 과정에서 유착되어 탄력성이 점점 줄어드는 경우도 있다. 그래서 인대 결 방향으로 금실을 자입해 두면 인대와 힘줄에 보강 효과가 생긴다. 섬유 조직의 흐름 따라 금실을 매침하면 인장력이 회복돼 버티는 효과가 좋아진다.

“괄약근 옆에 볼록하게 종기가 올라왔어요”

한봉희

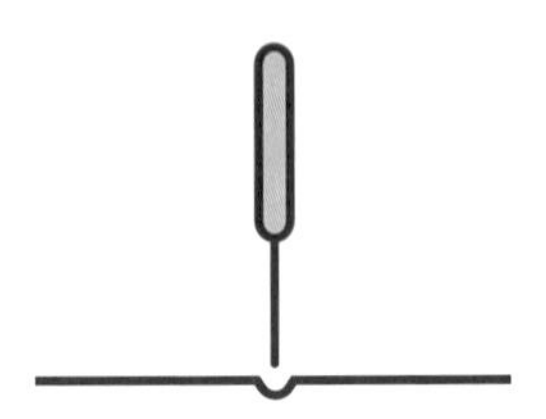

안구건조증 때문에 한의원에 내원했다는 50대 초반의 여성과 상담하고 있었다. 그런데 진짜 큰 문제는 따로 있다는 듯 다른 이야기를 꺼냈다.

“그런데요. 이상하게 몸 아래쪽에 뭔가 동그란 게 생긴 것 같아요. 딱딱한데 아파요. 오래 앉아 있지를 못하겠어요.”

진찰을 해보니 항문 주변에 2cm 정도 크기의 단단한 결절이 만져지고 눌러보면 이리저리 움직이지만 뿌리가 박혀 있는 듯했다.

사실 이분은 3개월 전에도 회음부에 결절(結節)이 생겼다며 내원한 적이 있었다. 결절이란 명확하게 규정해서 통용되는 것은 아니지만, 대체로 작은 혹을 일컫는다.

환자의 회음부 결절은 상당히 오래 전부터 있었다고 했는데, 딱히 통증이 없어서 내버려뒀다가 3개월 전 무렵에는 아프기 시작해서 치료를 하게 됐다. 수술로 제거하면 유착이나 감염 위험이 있기 때문에 먼저 금침 시술로 치료했다. 20개의 금실을 결절 부위에 자입했다. 시간이 지나면서 크기가 작아지고 통증도 줄었는데, 한 달이 지나자 결절이 깨끗하게 없어졌다.

회음부 결절에 치료 효과가 좋았기 때문에 이번 항문 주변의 결절에도 20개의 금실로 금침 시술을 하기로 했다. 『본초강목』에 따르면 "순금의 해독 작용은 피부염을 치료하고, 종기는 뿌리까지 제거된다"고 했는데, 이번에도 좋은 효과를 기대하고 있었다.

결절이 잘 생기는 생활 습관

이 환자의 경우에는 결절이 반복적으로 생기는 것이 아닐까 의심이 될 만한 상황이었다. 환자를 맥진기로 진맥하고 오장육부 맥을 살펴보니 용종이나 폴립, 혹, 결절 같은 것이 대장, 위, 피부, 갑상선 등 여러 부위에 생겨나 있었다. 치료하지 않으면 여기저기 계속해서 올라올 확률이 높아 보였다. 환자는 매일 저녁 맥주 한 캔씩 꼭 마셔야만 잠을 잘 수 있다고 했다. 이러한 생활습관이 오랫동안 유지되면서 몸은 점점 시들어가고 있었다. 불면증과 화병, 마음의 상처를 안고 살아가는 것도 환자를 괴롭히는 요인이었다.

환자는 목 부위, 두피에도 혹이 세 개 있었다. 크기는 1cm 전후의 것들이었는데, 미용실에 가면 미용사들이 머리의 혹을 발견하고 여러 번 놀라곤 했다고 전했다. 머리카락에 가려져 보이지도 않으니 제거할 생각은 하지 않았다고 한다.

다행히 두피나 목 부위에 생긴 혹들은 통증이나 불편감이 없으니 제거 안 하고도 살아갈 수 있었지만, 항문 주위에 생긴 결절은 시간이 지날수록 점점 더 단단해지는 것 같고 통증이 심해지고 있었다. 결절이 생긴 부위가 항문괄약근 근처에 있었고 수술하면 괄약근을 건드릴 수 있는 위치여서 수술을 삼가라고 이야기해 주었고, 금침 시술로 치료를 진행했다.

괄약근이 다치면 벌어지는 민망한 일

그런데 이분이 금침 시술을 하고 나서 금실이 자리잡는 걸 기다리지 못하고 시술 다음날 바로 항문외과에 내원했다. "치질입니다. 종기처럼 볼록 나온 것이 치핵인데 이걸 수술해서 뽑아내야 합니다." 의사의 이야기를 듣고 바로 다음날 수술을 받기로 한 이분이 그 사실을 나에게 알려왔다. 그런데 그 종기가 난 부위는 항문과 너무 가까웠고 절개 수술을 하다가 괄약근을 다치기라도 하면 오랜 기간 고생할 가능성이 너무 컸다. 항문괄약근은 언제든 마음먹은 대로 조일 수 있어야 하는데 손상이 오면 변이 새어나올 수 있다.

너무 걱정돼서 항문외과 의사에게 부작용에 대한 설명을 추가로 요청해 보라고 권해드렸다. 전에도 회음부 결절이 금침으로 치료됐던 적이 있으니 수술은 한 달 미루고 금침 치료 효과가 나타날 때까지 좀 기다려보는 것이 좋겠다고 말씀드렸다. 칼을 대는 절개 수술은 크게든 작게든 부작용이 반드시 동반된다고 봐야 한다. 다만 부작용보다 실익이 크다면 그때는 절개 수술을 결정할 수도 있을 것이다.

당장 생명에 지장을 주는 응급상황이 아닌데 그렇게 급하게 수술에 들어간다면 다른 부작용이 생기는 것에 대해 누구도 책임져줄 수 없다. 확실히 부작용이 없는지 물어본 환자는 "수술 예후는 비교적 좋은 편이다. 간혹 수술 중 괄약근을 건드리는 경우가 있는데 그러면 변이 샐 수 있다"는 이야기를 들었다.

수술 날짜를 연기한 환자는 다시 내원해서 금침이 빨리 자리잡는 데 도움을 주는 보완 치료가 있는지 물었고, 화침을 놓기로 했다. 항염증 효과가 있는 화침은 온열치료 같은 효과를 볼 수 있기 때문이다.

환자는 이후에도 몇 번 내원했는데 올 때마다 결절의 크기가 눈에 띄게 줄어드는 것이 느껴진다면서 만족해했다. 금침의 효과는 시술 부위에 따라서 며칠 만에 즉시 효과를 느끼기도 하는데, 결절의 경우에는 한 달 정도 지나면 피부가 깨끗해진다. 손가락 한 마디 정도는 돼 보였던 항문 주변의 결절은 콩알만 해지더니 이후 점점 더 작아지다가 결국 사라졌다.

환자와 함께 진맥에 따라 한약 처방과 생활습관, 식습관 교정도 진행하기로 했다. 한 달 후 다시 맥진 검사를 해보니 처음과 달리 몸이 정상으로 회복되고 있었다. 한약 복용뿐 아니라 생활습관, 식습관을 모두 잘 지키고 있었기 때문에 훨씬 더 좋은 결과를 만들어낸 것이다. 자신만 조급해하지 않으면 수술하지 않고도 치질을 치료할 수 있는데, 하마터면 절개 수술로 고생할 뻔했다고 가슴을 쓸어내렸다.

“갑자기 늘어난 주름이 적응이 안 돼요”

김동원

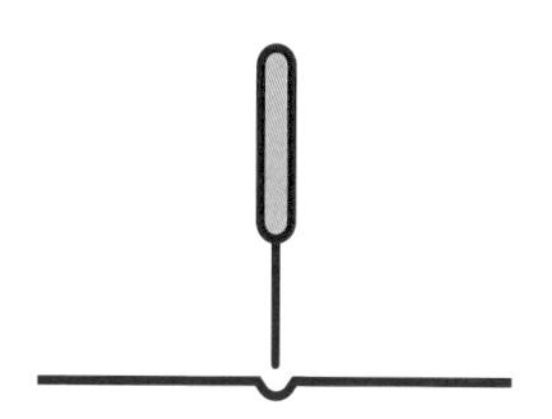

젊은 시절에 미인 소리 깨나 들었을 법한 58세의 한 여성이 내원했다.

“1년 전까지만 해도 제가 외모 때문에 고민을 하게 될 것이란 생각은 전혀 하지 못했어요. 갱년기를 지나면서도 동안이란 소리를 들었고 피부에는 나름대로 자신감을 갖고 살았거든요. 그런데 얼마 전부터 거울을 보는 게 너무 두려워졌어요. 화장을 해도 주름이 도드라져 보여요.”

그녀는 아마도 20대, 30대부터 외모에는 상당한 자부심을 갖고 살아온 것 같다. 그런데 어느 순간 급격히 늘어난 얼굴의 주름과 처짐이 스스로 도저히 적응이 되지 않는 모양이었다.

"이렇게 주름지고 처진 얼굴로 사는 게 무슨 의미가 있겠어요. 죽고 싶을 만큼 괴로워요."

그녀의 우울감은 상당히 심각한 상태였다. 이분을 처음 만난 건 사실 1년 전쯤이었는데, 그때는 이런 고민을 하고 있지 않았다. 당시는 교통사고로 인해 경추 염좌가 생겨 어깨와 목이 불편하다며 내원했고, 추나 치료, 침, 부항 치료를 받았다.

이 환자는 직접 운전을 하고 가다가 교차로에서 급정거를 하는데 뒷차가 와서 추돌하여 목과 어깨를 다쳤다. 목과 어깨의 근육과 인대들이 단단하게 굳어 있었으며 통증으로 인해 움직임이 제한되어 있었다.

갑작스러운 충격으로 경추의 근육과 인대가 상했던 이 환자에게 수기(手技)치료를 수차례 해주었는데, 재발 방지를 위해 마무리 치료로 권했던 것이 금침이었다. 침요법은 경혈점에 자극을 주어 해당 부위에 변화를 유발하고 중추신경계에 자극을 전달하여 생체 조직의 기능을 정상화하려는 자생력을 증대시킨다. 다만 침은 일시적인 자극 효과다. 이러한 자극을 지속적으로 줄 수 있다면 더 나은 효과를 기대할 수 있다. 금침은 순금 99.99%로 된 금실을 근육층이나 지방층에 매선하여, 침의 효과를 극대화시킬 수 있다.

이때 경추와 어깨, 머리의 편두통까지 개선하는 걸 목표로 금침 시술을 했다. 시술 후 많이 편안해졌고 금침 효과를 제대로 느꼈던 그녀는 1년 후 주름 때문에 고민하다가 금침을 떠올리며 리프팅 상담을 청해온 것이다.

"리프팅을 원했을 뿐인데 눈까지 맑아졌어요"

진찰을 해보니 얼굴 전체의 근육은 위축되어 있었고 피부와 지방층도 얇아져 있었으며, 그 결과로 눈썹과 눈가, 얼굴의 처짐이 있었다. 또 이마, 눈가, 팔자주름, 입가주름은 물론 마리오네트 주름도 깊어지고 있었다. 이런 현상은 나이가 들어감에 따라 안면근육이 위축돼 근육층 위의 지방조직이나 피부층을 지지하지 못하기 때문에 발생한다. 모세혈관의 노화로 지방층과 피부층에 영양 공급이 제대로 이뤄지지 못하면 재생 기능도 떨어져 잔주름도 심해지고 피부층도 얇아지며 거칠어진다. 이 상태를 개선하기 위해 이마를 포함해서 안면근육에 우선 240개의 금실로 시술했다.

금실을 체내에 집어넣는 것이기 때문에 많은 분들이 처음에는 많은 개수의 금실을 시술하기가 겁난다고 하는 경우가 많다. 그래서 금침 시술을 할 때는 효과를 살피면서 몇 차례로 나누어 시술하는 경우가 많다.

얼굴의 주름은 피부의 결을 따라 골이 파인 상태이다. 진피층의 노화와 자외선으로 인한 광노화로 인해 표피와 진피의 경계부인 유두층의 굴곡이 완화되면서 탄력섬유와의 부착력을 잃어, 피부 표면적은 늘어나고 진피층의 섬유 조직 변성으로 피부의 신축력이 감소하면서 형성된다. 동시에 감정을 표현하기 위한 얼굴 표정근육의 습관적인 사용으로 수축과 이완을 반복하는 과정에서 피부층에 영향을 주어 골이 생기며, 이 골이 점차 고착화되면서 주름이 형성된다. 따라서 주름을 개선하기 위해서는 표정근육의 상태를 활성화시키고 진피층으로의 혈액 순환을 개선시키는 것이 중요하다.

이마와 눈꼬리 처짐을 잡아주기 위해 이 환자분에게 전두근과 안륜근에 굵은 금실을 사용해 시술했다. 또 팔자주름, 입가주름, 마리오네트 주름을 개선하기 위해 뺨에서 귀 앞부분의 광대뼈 부분까지 긴 금실로 잡아주었다. 얼굴의 리프팅을 위한 금침 시술은 총 4회까지 시행됐다.

얼굴의 처짐과 주름에 금침의 효과가 만족스럽게 나타나자, 그녀는 코끝이 처져 있는 것이 콤플렉스라면서 교정이 되겠는지 물었다. 이어서 코끝을 위로 올리는 시술까지 시행했는데, 코끝이 올라간 것은 물론 콧구멍이 타이트해졌다며 환자 만족도가 아주 높았다. 다른 부위는 시간이 흐르고 조직 재생이 되기까지 기다려야 효과를 확인할 수 있는 반면에, 코끝은 연골로 돼 있기 때문에 효과를 금방 확인할 수 있다. 나중에 윗입술과 코끝의 각도를 재보니 101도에서 111도로 올라간 걸 확인할 수 있었다.

그림 1-1 금침의 조직 재생 효과

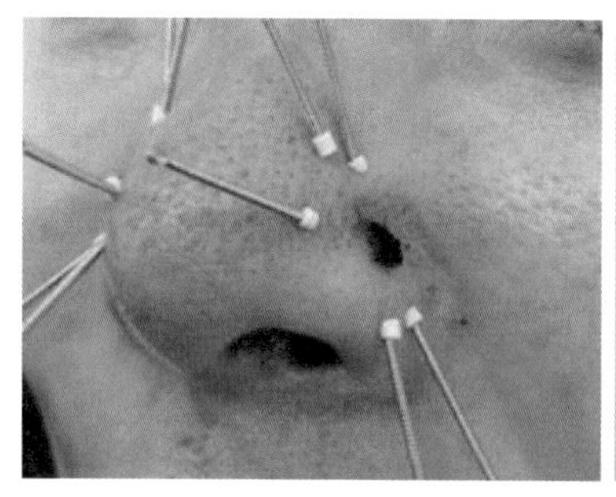

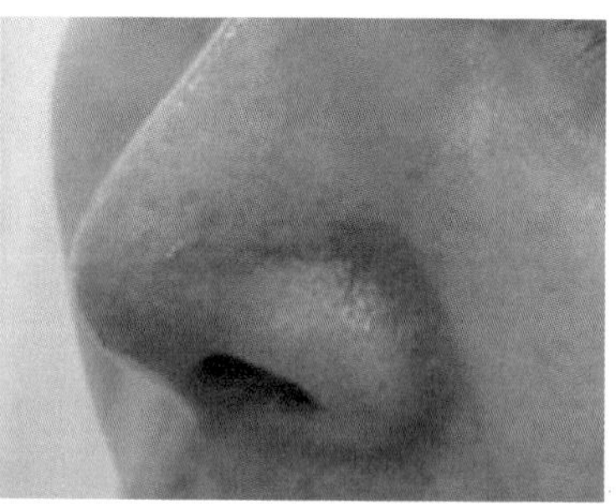

"강아지가 물었는데 흉터가 남을 것 같아요"

재밌는 건 리프팅 효과를 원해서 금침 시술을 했는데 눈썹의 부분 탈모가 개선되어 눈썹이 진해졌다는 것이다. 사실 이분이 눈썹 탈모가 고민인 건 아니어서 눈치채지 못했는데, 주름도 펴지고 특히 코가 맘에 든다면서 눈썹까지 풍성해졌다고 자랑을 해서 알게 되었다.

나는 27세의 안구건조증 환자가 금침으로 좋아진 이야기를 해주었는데, 이분도 "그러고 보니 주름 개선과 함께 안구건조증이 없어졌다"며 좋아했다. 전에는 스마트폰을 들여다보고 있으면 눈이 따갑고 침침했는데, 그런 증상들이 싹 사라졌다고 한다. 그녀는 처짐이 개선되면서 눈도 커진 것 같아 보였다.

그런데 이분과의 인연이 특별한 것은 다른 데 있다. 어느 날 전화로 "며칠 전 강아지와 놀다가 너무 예뻐서 뽀뽀해 주려는데 강아지가 물어서 피를 많이 흘렸다"고 했다. 흉터가 생길 것 같아 혹시나 하는 마음에 전화를 한 것이었다. 빨리 오시라고 해서 상태를 살폈는데, 콧방울 양옆에 구멍이 생겨버렸다. 딱지가 생긴 부위 주변으로 금침을 놓았다. 10일 정도 지난 후에 사진을 보내왔는데 상처가 흔적도 없이 사라졌다. 금실로 인한 자극으로 조직 재생이 활발하게 일어나 흉터가 남기는커녕 상처가 깨끗하게 없어진 것이다.

“이러다 대머리 되는 거 아닌가 모르겠어요”

이범한

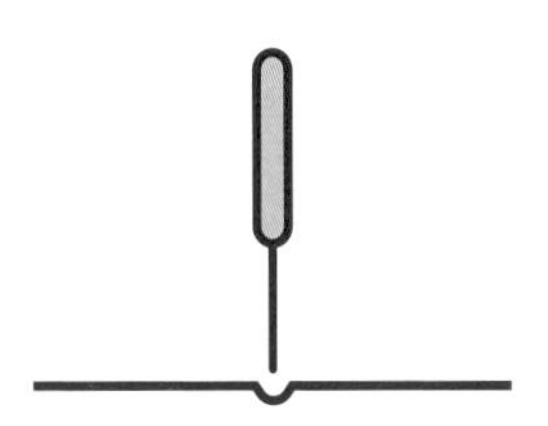

몇 해 전부터 머리카락이 부쩍 많이 빠져서 고민이라는 50대 중반의 남성이 지인의 소개로 내원했다. 30대부터 서서히 머리숱이 가늘어지는 경향은 있었지만 그런대로 잘 지냈는데, 최근 몇 년간 앞머리부터 정수리까지 너무 많이 빠져버려서 신경이 쓰인다고 했다.

머리카락이 많이 빠지는 현상은 피로감이나 스트레스 등이 원인이 되어 머리에 열이 쏠리면서 시작된다. ‘수승화강(水升火降)’이라는 말을 들어본 사람이 많을 것이다. 우리 몸에서 뜨거운 피를 공급하는 심장이 위치한 상반신은 뜨거워지려는 경향이 있고, 물을 흡수하고 노폐물을 배설하는 신장이 위치한 하반신은 차가워지려는 경향이 있다. 그래서 물의 찬 기운은 머리 쪽으로 올리고 불의 더운 기운은 발 쪽으로 내리는 작용이 원활하게 이루어져야 건강을 유지할 수 있다. '머리는 차갑게 발은 뜨겁게(頭寒足熱)'라는 말은 몸 안의 기혈을 잘 순환시켜야 한다는 건강비법이다.

머리의 열을 내려야 치료가 시작된다

만약 건강한 상태라면 모근 하나에 모발이 2~3개 정도씩 나와야 정상이다. 그러나 모근에 모발이 1개만 나와 있고 그마저도 가늘어져 있는 상태라면 탈모는 상당히 진행된 것이다. 이 환자는 탈모가 이미 많이 진행된 상황이었고 모발이 가늘어진 데다가 두피가 전반적으로 빨개져 있었다. 이렇게 두피에 염증이 많이 번져 있고 건조하다면 모발의 생존 주기도 짧아져 있을 것이다. 3년 정도 자란 굵고 건강한 머리카락이 빠지고 그 다음에 나온 머리카락은 1년만 자라다가 빠지는 식으로 말이다.

현대인들의 과로, 과음, 스트레스, 수면 부족, 과식 등의 생활습관은 머리는 뜨겁게, 배와 손발은 차갑게 만들기 쉽다. 두한족열과는 반대인 이런 몸 상태는 여러 가지 질병의 원인이 되는데, 머리가 뜨거워짐과 동시에 혈액 순환도 잘 되지 않아서 두통, 안구 건조, 비염, 비만, 불면증, 탈모 등으로 이어진다.

비옥했던 땅도 뜨겁고 건조하면 사막화되는 것과 같다.

탈모 케어는 시간을 길게 잡아 치료 일정을 짜야 하고, 두피만의 문제가 아니라 전신 케어로 전환해 몸에 근본적인 변화를 주어야 한다. 머리에 쏠린 체열을 내려주는 한약을 오래 먹어야 할 수도 있고, 음기를 관장하는 신장이 허약해지지 않았는지 살펴야 한다. 더불어 혈액 순환이 잘 되고 노폐물을 잘 배설하면서 호르몬 밸런스를 조절하는 전방위적인 접근이 필요하다. 사람마다 탈모의 원인은 조금씩 달라서 두피에만 문제가 있는 것이 아니기 때문이다.

이 환자는 우선 모낭염을 가라앉히면서 두피를 깨끗하게 하고 영양 공급을 해주는 케어가 시급했다. 치료 계획을 세우기 위해 환자와 상담하는데, 병원에 자주 올 수 없다는 문제점이 있었다. 두피의 염증을 완화시키고 모근을 튼튼하게, 두피의 혈액 순환을 원활하게 해줄 수 있는 치료로 금침을 추천해 드렸다. 또한 고주파 미세침으로 촘촘하게 모근과 두피를 재생시키는 치료도 병행했다. 금침은 순금으로 된 가는 금실을 두피에 자입해 모근과 두피를 지속적으로 활성화시킴으로써 탈모 예방과 치료 효과를 얻을 수 있다.

이 환자는 탈모가 진행된 범위가 넓어 약 100개의 가는 금실을 두피에 자입하고 전신 조절을 위해 천주, 견정, 풍문, 신수, 회양 등의 경혈에도 금침을 시술했다. 금침으로 모모세포(毛母細胞)가 활발하게 분열과 재생을 반복하도록 도와주고 케어에 힘

쓴다면 심하게 진행된 탈모라도 확연히 좋아질 수 있다.

머리카락은 피의 마지막 여분이다

『동의보감』에는 '발자혈지여(髮者血之餘)'라는 구절이 있다. 머리카락은 피의 나머지라는 뜻인데, 우리 몸속의 피가 충만해야 머리카락을 건강하게 유지할 수 있다. 빈혈이 있는 사람은 머리카락이 잘 자랄 수 없다. 두피가 뜨겁다면 두피는 점점 건조해지고 모발은 가늘고 거칠어진다.

출산을 하고 나면 머리카락이 빠지는 것도 같은 원리다. 아기를 낳을 때 피가 대량으로 빠져버려서 피의 마지막 여분인 머리카락도 빠진다. 피가 인체의 다른 부분에 다 공급되고 나서 나머지를 머리카락으로 보내기 때문에, 피가 부족하면 몸에 조달하기가 바빠서 머리카락으로는 보내기 어려운 것이다. 나무들도 가장 끝에 있는 나뭇잎까지 영양을 보내는 것이 가장 어려운 일이다. 난초를 키울 때도 수분이 부족하면 끝부분이 먼저 마른다. 대체로 탈모가 정수리부터 진행되는 것도 사람 몸의 가장 끝부분이기 때문이다.

두피의 금침 시술 이후에는 간과 신장이 좋아지는 침 치료를 하면 도움이 될 것이다. 간은 몸에 피가 너무 많아지면 피를 보관하고, 부족할 경우에는 피를 공급한다. '혈액 탱크'라 부를 정도로 간은 중요하다. 또 신장은 호르몬을 주관하는데 양기를 너무 많이 써버리면 양기와 음기의 밸런스가 깨져 탈모를 유발한다.

이 환자에게 집에서 스스로 매일 케어할 수 있는 영양 에센스와 진정 아로마오일을 만들어드렸다. 에센스는 티트리, 라벤더, 로즈마리 워터에 에스페노질리아, 엘레스텝 등을 첨가했으며, 아로마오일은 호호바오일 베이스에 티트리, 라벤더, 페퍼민트 등의 재료를 넣어 한의원에서 직접 제조했다. 나도 엠(M)자 탈모를 경험한 적이 있는데 이 두 가지를 사용해서 큰 효과를 보았다. 호호바오일에는 피지와 흡사한 화학 구조를 갖고 있는 성분이 있어서 피부 친화력이 뛰어나고 피부 보호막을 만들어 수분 증발을 차단해 준다. 또 비타민 E, 미네랄 성분 등이 항염 작용에 도움을 주어 환자의 두피에도 좋은 작용을 할 것이다.

금침 시술 후 약 3개월 후부터 확연히 달라진 모발을 볼 수 있었다. 금침과 더불어 생활습관의 개선, 한약, 미세침, 자가두피케어 등의 복합적인 치료가 있었기 때문에 탈모를 빠르게 개선시킨 것이다. 더불어 피로감이 덜해지고 목, 어깨, 허리통증도 많이 좋아졌다. 이 치료로 몸의 기능이 전반적으로 향상됐음을 확인할 수 있었다.

“항상 가던 곳인데 길을 못 찾겠어요”

김천종

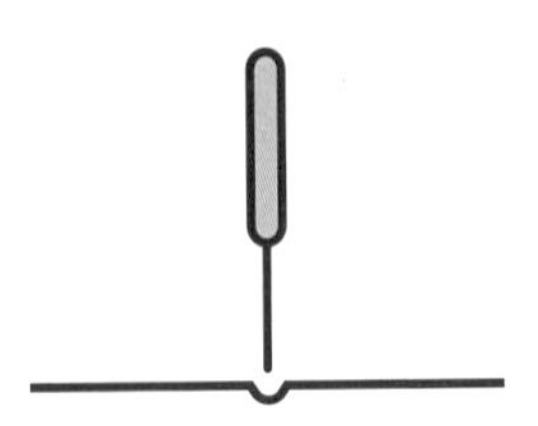

80세 할머니가 허리가 아파서 한의원에 다니고 계셨다. 척추관 협착증이 있어서 허리도 아프고 발도 저리다고 했다. 나이가 들면 뼈 사이에서 탄력을 담당하는 디스크에 퇴행성 변화가 시작되고 후관절도 퇴행이 시작되어, 척수에서 말초신경이 빠져나오는 통로인 척추관이 좁아진다. 이렇게 척추관이 좁아지면 신경 증상을 일으키기 때문에 아프고 저린 증상이 시작된다.

척추관 협착증은 운동량이 많은 요추(허리)와 경추(목) 부위에 잘 발생하는데, 통증이 빈번하게 나타나며 다리와 팔에 감각 장애와 근력 저하가 동반되곤 한다. 통증이 나타날 때 허리를 굽히거나 걸음을 멈추고 쪼그리고 앉아서 쉬면 괜찮아지기 때문에 협착증이 있는 할머니, 할아버지들은 보행 시에 가다 쉬다 가다 쉬다 반복하는 경우가 많다. 노화로 인한 퇴행성 질환으로 대표적인 것이 협착증이기 때문에 완치라는 개념은 적용되지 않는다. 일상생활을 하기에 괜찮을 만큼 덜 아프게 통증관리를 하거나 퇴행의 속도를 늦추는 치료를 하는 것이 최선이다.

"치매 오면 어떡해요? 너무 걱정돼요"

할머니는 1년 넘게 가끔씩 침을 맞으러 오면서 통증을 달래곤 했다. 그러던 어느 날 할머니는 내원해서 이런 말씀을 하셨다. "한의원을 못 찾아서 한참 헤매다 물어물어 왔어요." 한의원 도로 건너편에 사시는 동네 할머니가 1년 가까이 다니던 한의원의 위치를 갑자기 찾지 못했다는 것이 당황스러운 상황이었다.

이 정도면 치매 예방약을 먹는 것이 큰 효과는 없을 터였다. 게다가 얼마 전부터 뇌영양제, 치매예방약이라고 해서 콜린알포세레이트 성분의 약들이 처방되고 있지만 3분의 2는 근거가 없다며 논란이 일었던 일도 있었다. 치매 역시 대표적인 노화 질환인지라 상황은 점점 더 악화되는 방향으로 진행될 수밖에 없다.

"치매 올까 봐 너무 걱정돼요. 어떻게 좀 해주세요." 걱정이 많은 할머니에게 백회혈(百會穴)과 사신총(四神聰)에 침을 놔 드렸다. 백회혈은 머리 꼭대기의 정수리 중앙에 위치한 혈자리로 수없이 많은 혈맥이 한데 모이는 중요한 혈자리다. 이 백회혈을 자극했을 때 대뇌 기능이 조절된다는 연구도 있다. 사신총은 백회혈을 중심으로 전후좌우 2.5cm 부근에 있는데, 동서남북을 의미하기도 한다. 2010년 아시안게임 바둑 경기에서 대한민국의 대표팀 선수가 극심한 두통 때문에 경기 중에 백회혈과 사신총에 침을 꽂고 금메달을 따내 화제가 됐던 적도 있다.

백회혈과 사신총의 5개 혈자리는 혈액 순환 장애, 집중력 저하, 건망증, 불면증, 스트레스 등에 효능이 있다고 알려져 있다. 이곳에 놓는 침은 대개 효과가 좋은데, 침을 맞은 할머니는 머리가 맑아지고 한의원이 어딘지 헤매는 일 없이 잘 찾아온다며 좋아하셨다. 한동안 그렇게 잘 지내셨는데, 또 다른 어느 날 할머니는 길을 못 찾아서 또 헤맸다며 상당히 불안해하셨다. 침 효과가 좋은 것은 맞지만, 일반 침으로 주는 자극이 일시적이다 보니까 할머니의 상태가 또 안 좋아지신 것 같았다.

기본적으로 침이 효과가 있을 때 그 자극을 반영구적으로 지속해야 하는 상황에 딱 맞는 치료법이라면 금침만 한 것이 없다. 하지만 80세의 할머니이기 때문에 몸에 무리를 주지 않는 범위 내에서 가는 금실 5개를 시술해 드렸다. 또 그 연세에는 한 번에 여러 개를 맞으면 몸살이 날 수 있기 때문에 5개만 시술했다. 좀 더 굵은 금실을 좀 더 많이 시술하면 효과는 더

그림 1-2 백회혈과 사신총

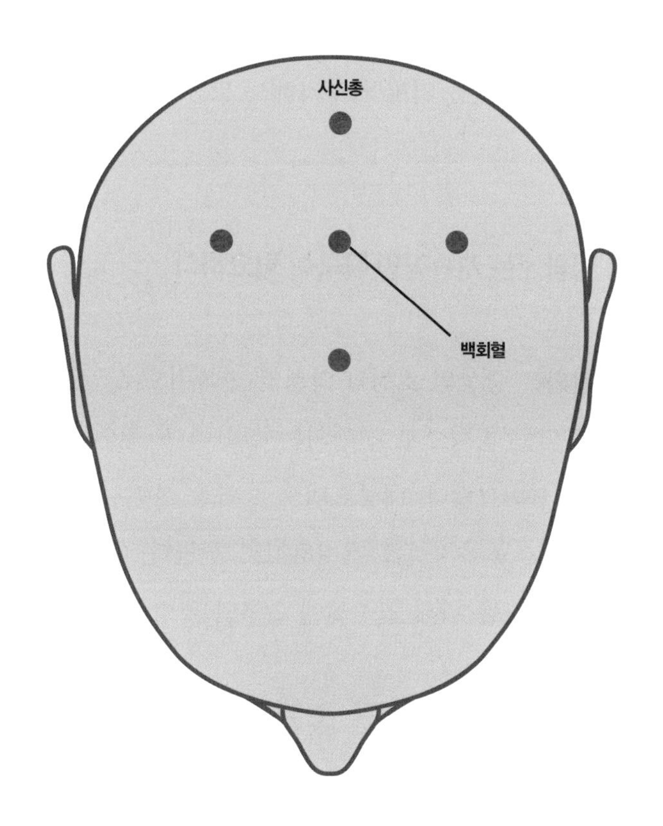

좋겠지만, 비용 면에서나 할머니 몸 상태를 감안했을 때 가장 효율적인 선택이라 생각했다.

할머니는 침을 놓을 때는 그저 따끔했는데 이후에 묵직하고 무거운 느낌이 있다고 했다. 그러나 일주일 정도 지난 후부터는 머리가 맑아졌다고 하셨고, 한의원 위치가 기억이 안 나서 찾아헤매는 일은 아직까지 없다. 추가 시술은 할머니 상태를 봐가며 결정하면 될 것이고, 심허(心虛)로 인한 건망증에 효과가 있는 총명탕 같은 처방을 추가해도 도움이 될 것이다.

만성 질환에는 지속적인 자극이 필요하다

만성 질환은 증상의 호전과 악화를 반복적으로 일으키면서 서서히 악화되는 방향으로 진행되는 질환이다. 원인이 노화일 경우에는 더더욱 그렇다. 대증요법으로 약을 쓰면서 우리 몸의 자연치유력으로 좋아지기를 기대하기도 힘들다. 그럴 때는 통증이나 증상 완화를 위해 일주일에 2, 3일을 병원에 가야 하는 경우도 비일비재하다.

이럴 때는 몸의 전반적인 기능을 높이기 위한 보약을 쓰면서 기혈 순환을 원활하게 하는 침술을 많이 쓴다. 다만 침의 한계는 그 자극이 일시적이라는 것이다. 그래서 현대 한의학에서는 만약 우리 몸에 침을 놔서 효과가 있는 곳이라면 침이 계속해서 자극을 줄 수 있도록 몸에 침을 심어놓는 방법을 생각하게 되었다.

처음에는 일반 수술에도 쓰이는 봉합사 성분의 약실을 쓰는 매선요법이 등장했다. 그런데 대개 6개월이 지나기 전에 녹아서 사라지기 때문에 그것도 지속적인 자극은 아니다. 그러다가 몸에 부작용이 없으면서 반영구적인 효과를 줄 수 있는 것으로 등장한 것이 얇은 굵기의 금실이다.

일반적으로 침을 놓던 자리에 금침을 놓으면 더 효과가 좋다. 금침은 침이 계속 꽂혀 있는 것과 같기 때문이다. 금침 시술로 만성 질환자가 병원에 가는 횟수를 확연하게 줄일 수 있다면 일상생활에는 훨씬 더 여유가 생기고 삶의 질도 올라갈 것이다. 이제 할머니는 2, 3주에 한 번씩만 한의원에 오고 계시는데, 머리가 맑아지면서 기억력도 좋아졌고 깜박깜박하는 일은 아직까지 없다고 한다.

2장

침으로 좋아지면 금침으로 더 좋아진다

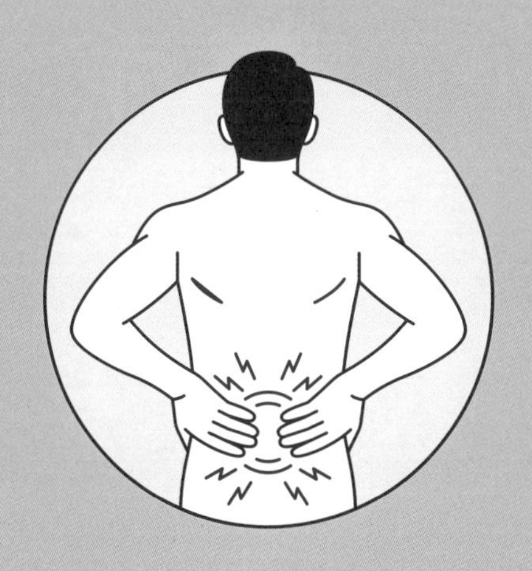

침 치료는 통증과 염증을 억제한다
침을 맞으면 몸에 어떤 변화가 생길까
일시적 자극에서 지속적 자극으로
구안와사 치료가 안면 리프팅으로
문헌에서 보는 금의 의학적 효능
몸을 보하다, 인체 친화력이 높은 금
금실이 들어가면 면역세포가 모여든다
염증과 통증은 몸이 보내는 위험 신호
피부를 자극하는 금실, 근육을 자극하는 금실

침 치료는 통증과 염증을 억제한다

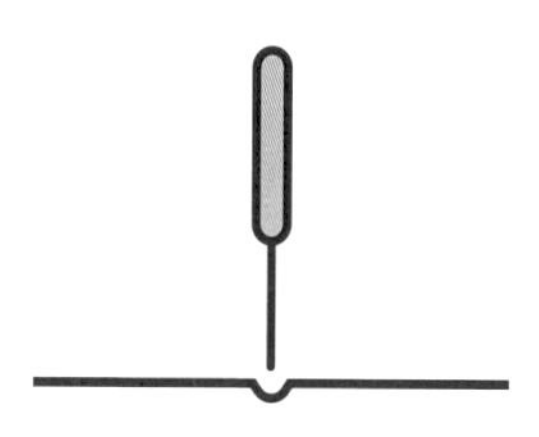

한의학에서 중요한 치료법으로 쓰이는 '침'은 여러 가지 광범위한 병리적 상황에 사용되고 있다. 일부에서는 침의 과학적 치료 기전은 검증된 적이 없다며 치료 효과를 부정하거나 애써 외면하고 있다. 그러나 한의학은 수천 년 동안 임상을 통해 침의 탁월한 효과를 증명해 왔다. 최근에는 다양한 질환에 대해 임상 시험을 통한 과학적 근거들이 쌓이고 있다.

영국 의학침술협회 회장이었던 재클린 필시(Jacqueline Filshie) 박사는 『Medical Acupuncture(의학 침술)』에서 침의 과학적 기전에 대해 통증 제어와 염증 제어를 이야기했다. 이 책은 국내에서 경희대학교 이승훈 교수 등이 번역해서 『침의 과학적 접근과 임상 활용』이라는 제목으로 출간됐다.

침은 통증 제어 기전이 있다

통증을 완화하는 침의 효과에 대한 기전을 과학적으로 설명하면, 첫째 국소적(local) 자극, 둘째 분절적(segmental) 자극, 셋째 전신적(general) 자극으로 나눌 수 있다.

우선 '국소적 자극'은 흔히 아시혈(阿是穴)로 알려져 있는 환부를 직접 자침하는 것이다. 통증이 느껴지는 부위를 눌렀을 때 가장 민감하게 느껴지는 환부(아시혈)에 직접 침 치료를 하는 것을 말한다. 통증 환부에 직접 침 치료를 하면 혈관을 확장하는 물질들이 분비되어 혈액 순환이 좋아지고 통증 신호가 신경을 통해 전달되는 것이 억제되며 근육이 이완되는 효과가 있다. 국소적 자극의 원리로 침을 맞으면 순환이 잘 되어 손발 저림 증상이 좋아지고 통증도 감소하며 긴장되고 단단하게 뭉쳤던 근육들이 풀린다.

둘째, '분절적 자극'이 있다. 신체의 어느 한 부분의 자극은 말초신경을 통해 척수로 전달되고, 운동신경과 자율신경을 조절하는 척수반사를 통해 통증을 조절한다. 이는 피부분절과 근육분절에 해당하는 혈자리에 침 치료를 하는 것인데, 통증 부위와 같은 감각 척수신경에 의해 지배되는 것이 피부분절

그림 2-1 피부분절

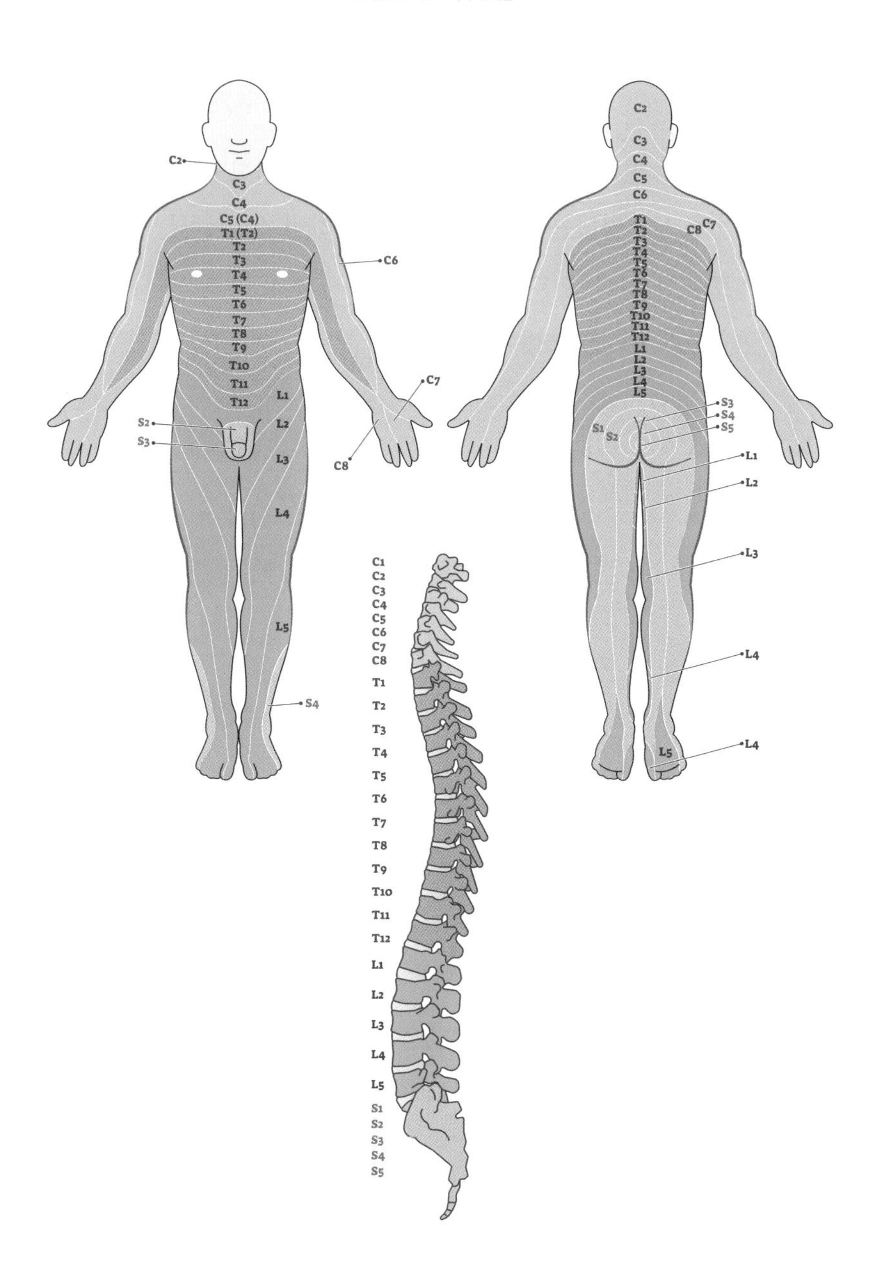
C2
C3
C4
C5 (C4)
T1 (T2)
T2
T3
T4
T5
T6
T7
T8
T9
T10
T11
T12
C6
C7
C8
L1
L2
L3
L4
L5
S2
S3
S4
C2
C3
C4
C5
C6
T1
T2
T3
T4
T5
T6
T7
T8
T9
T10
T11
T12
L1
L2
L3
L4
L5
C7
C8
S1
S2
S3
S4
S5
L1
L2
L3
L4
L5
L4
C1
C2
C3
C4
C5
C6
C7
C8
T1
T2
T3
T4
T5
T6
T7
T8
T9
T10
T11
T12
L1
L2
L3
L4
L5
S1
S2
S3
S4
S5

(dermatomes), 같은 운동신경 뿌리에 의해 지배되는 것이 근육분절(myotomes)이다.

셋째, '전신적 자극'이 있다. 신체의 어느 한 부위의 자극은 척수를 통해 뇌로 신호가 전달되는데, 이러한 신호가 전신을 조절하고 운영하는 뇌의 기능을 조절하여 운동신경, 자율신경, 호르몬의 분비, 면역계에 영향을 미쳐 통증을 제어한다. 예를 들면 오수혈(五輸穴)에 침 자극을 주어 전신의 기능을 조절할 수 있다. 팔꿈치에서 손끝, 무릎에서 발끝 사이, 즉 사지(四肢)의 끝부분에는 유난히 침 치료 효과가 좋은 혈자리들이 분포한다. 직접적으로 뇌에 신호를 전달할 수 있는 혈자리들에 침을 맞으면 척수나 뇌에서 베타엔도르핀, 도파민, 세로토닌 등 신경전달물질을 분비해 통증 신호가 뇌로 전달되는 것을 조절한다. 이를 침의 전신적 자극이라고 한다.

전신적 자극은 단순히 통증만을 억제하는 것이 아니라 감정, 행동, 동기부여, 기억, 후각 등의 여러 가지 기능을 담당하는 부위에 작용해서 소화불량, 불면증 등의 치료 효과를 볼 수 있다. 예를 들면 소화 장애가 있을 때 손등 엄지와 검지 사이의 합곡혈(合谷穴)과 발등의 태충혈(太衝穴)에 침 치료를 할 수 있다. 침의 전신적 자극은 뇌의 변연계와 같이 정동적인 영역에 작용해 전신적 차원의 통증 억제, 약물 중독, 우울증, 불임 등의 치료에 효과를 보는 것도 설명할 수 있다.

침이 통증 부위가 아닌 곳을 자극해 진통 효과를 얻어내는 기전을 밝히기 위해 국내에서도 활발히 연구가 진행되고 있다. 한국한의학연구원 구성태 박사는 발목염좌를 유발시킨 실험동물에 전기침 자극을 주어, 척수에서 알파 아드레날린성 수용체가 진통 효과에 관여한다는 사실을 과학적으로 규명했다. 이 연구논문은 국제학술지《페인(Pain)》에 게재되기도 했다.

침은 염증 제어 기전이 있다

염증은 그 자체가 국소적인 것이 아닌 전신적인 것이며, 다양한 요소가 개입되어 있다. 따라서 침의 염증 제어 기전에 대한 연구는 여러 가지 염증 조절인자를 지표로 진행된다.

한 연구에서 쥐에게 류머티스 관절염을 일으켜 족삼리(足三里, 무릎 아래 바깥쪽)에 전침 치료를 하고 염증 조절에 전침이 어떻게 관여하는지 살펴보았다. 그 결과 급성 염증 반응에 중요한 역할을 하는 급성 반응인자(TNF-α, IL-6 등)의 수치가 떨어졌고, 2형 콜라겐(collagen Ⅱ)에 대한 항체 숫자도 감소됐다. 류머티스 관절염은 면역세포가 자신에게서 유래한 세포나 물질을 공격해 버리는 자가면역질환이다. 인터루킨6(IL-6) 같은 사이토카인은 과잉 생산되면 염증성 질환의 원인이 되는데, 이 수치가 줄었다는 것은 염증 조절에 긍정적 영향을 준 것을 뜻한다. 또 2형 콜라겐은 연골 조직을 만들 때 가장 많이 사용되는 물질인데, 류머티스 관절염에 걸리면 2형 콜라겐은 공격 대상이 된다. 이것에 대한 항체 수가 감소했다는 것은 2형 콜라겐을 나쁜 물질로 인식해 공격하는 신호 체계가 줄었다는 것을 뜻한다.

또 다른 임상 실험에서는 만성두통 환자에게 일반 침술로 일정 기간 치료를 한 후 소염 작용을 가진 사이토카인 레벨(cytokine level)이 달라졌는지 확인했다. 그 결과 전침이 아닌 일반 침술로도 항염증 효과를 보일 수 있으며 인간에게도 사이토카인의 감소 효과가 나타남을 확인할 수 있었다.

침을 맞으면 몸에 어떤 변화가 생길까

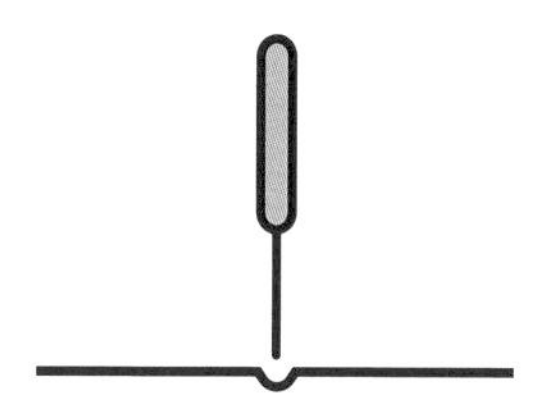

《뉴로이미지(NeuroImage)》라는 국제적인 신경학 저널에 실린 연구가 있다. 진짜 침과 가짜 침(모조침), 두 대조군의 두뇌활동을 실시간 양전자단층촬영(PET)을 통해 비교해 본 결과, 진짜 침은 대뇌피질 부위인 뇌섬엽(Insula lobe)의 활동을 증가시켰다.

뇌섬엽은 대뇌피질 중심부 안쪽에 있어서 가려져 있는 작은 영역인데, 고통, 갈망, 중독, 감정, 공감 등과 관련돼 있다. 음악을 들을 때, 와인을 마실 때도 뇌섬엽이 있기 때문에 우리는 즐거움을 느낀다. 그러나 중요한 것은 뇌의 구조는 독립적으로 사용하지 않고 전체로서 작동한다는 것이다. 뇌섬엽은 피부수용체와 다른 장기들로부터 정보를 받아들이기도 한다.

연구자는 진짜 침이 이끌어낸 변화에 대해 "뇌섬엽 부위의 활성화가 무엇을 의미하는지는 명확하지 않다. 그러나 침이 단순한 위약 효과가 아니라, 어떤 실제적 효과를 나타내는 것은 분명하다"고 말했다. 어떤 경로를 통해서든 실질적인 치료 효과는 존재할 것이라는 설명이다.

침의 효과를 증명하려는 연구들은 꾸준히 시행되고 있다. 그 결과로 침의 작용기전에 대해서는 여러 가지 가설들이 제시되고 있다.

척수 손상 후 침이 운동 기능을 향상하다

체계적 과학기법이 미비했던 한의학 연구의 한계를 뛰어넘어 침의 효능을 과학적으로 증명한 국내 사례로 경희대 의과대학 윤태영, 오태환 교수팀의 논문이 있다. 연구팀은 동물모델 실험을 통해 척수손상 후 하반신이 마비된 쥐의 운동 기능 회복에 침이 탁월한 효능이 있음을 증명해 냈다. 이 내용은 세계적 권위지《질병 신경생물학(Neurobiology of Disease)》에 실렸다.

연구팀은 10여 년간 해마다 척수 손상에 대한 치료제 개발과 병리학적 기전에 대해 연구를 활발히 수행해, 다수의 저명한 신경과학 학술지에 논문을 발표해 왔다. 이 논문에서는 침이 척수 손상 후 염증 반응을 현저히 감소시켜 신경세포와 희

소돌기아교세포 사멸을 억제함으로써 운동 기능을 향상시킨다는 것을 증명했다. 또한 척수 손상에 효과가 있는 여러 혈 자리를 과학적으로 검증해 척수 손상 후 세포사멸 보호 효과가 가장 탁월한 혈 자리를 선정한 뒤, 대조군으로 침을 놓는 것과 비슷한 자극을 주는 모조침을 놓은 그룹과 비교했다.

연구팀은 "척수 손상 치료제로서 유일한 약물인 메틸프레드니솔론(methylprednisolone)은 효과가 미비하고 부작용이 많은 것에 비해 약물투여 대신 간단한 침으로 척수 손상에 탁월한 치료 효과를 나타낼 수 있다는 점에 의의가 있다"고 밝혔다.

손목터널증후군에 대한 침의 효과 검증

한국한의학연구원과 미국 하버드대 의대가 임상으로 뇌 영상기술을 접목한 공동연구가 있다. 한의학 침 치료가 손목부위 신경 전도 속도를 높이고 뇌 구조에 변화를 일으켜 손목터널증후군 통증을 개선한다는 사실을 밝혀낸 것이다. 이 연구 결과는 신경학 분야 국제학술지 《브레인(Brain)》 온라인판에 게재됐다. 공동연구팀은 손목터널증후군 환자를 두 그룹으로 나누어 진짜침과 가짜침을 각각 8주간 16회 시술한 뒤 정중신경 전도 속도 변화를 비교하고 기능적 자기공명영상(fMRI)과 확산텐서영상(DTI)을 통해 뇌의 기능적, 구조적 변화를 측정했다.

손목터널증후군은 반복적 가사노동이나 컴퓨터의 장시간 사용으로 손목에 부담을 준 경우 흔히 나타나는 통증 질환이다. 손목을 이루는 뼈와 인대로 이뤄진 작은 통로인 수근관(carpal tunnel)이 두꺼워지거나 내부 압력이 높아지면, 그 속의 정중신경을 압박해 신경 전도 속도가 느려지고 통증이 생긴다.

실험에서 가짜침이란 끝이 뭉툭한 형태의 막대로 혈자리가 아닌 부위를 자극한 것인데, 환자들은 모두 같은 치료를 받는 것으로 알고 실험에 참가했다. 연구팀은 또 8주간의 치료 직후와 3개월 후에 환자의 통증 등 자각증상을 평가하는 '보스턴 손목터널증후군 설문조사(BCTQ)'로 통증치료 효과를 조사했다.

정중신경 전도검사에서 진짜침 치료군은 감각신경 전도시간이 평균 0.16밀리초(*ms*, 1천분의 1초)로 단축되어 신경 전달속도가 빨라졌으나, 가짜침 치료군은 속도가 오히려 0.12밀리초 증가했다.

또 자기공명영상으로 뇌의 일차감각피질을 촬영한 결과 진짜침 치료군은 검지와 중지 자극 시 가장 활성화되는 영역 간 거리가 평균 1.8mm 증가했으나, 가짜침 치료군은 검지와 중지 활성화 영역 거리가 오히려 평균 0.1mm 감소했다. DTI를 이용한 환자 뇌백질(white matter) 구조 영상에서도 진짜침 치료군에서만 아픈 손에 해당하는 뇌백질 부위에 생긴 구조 이상이 일부 회복되는 것으로 확인됐다.

보스턴 손목터널증후군 설문조사에서는 8주간의 치료 직

후에는 진짜침과 가짜침 치료군 모두 통증이 경감됐다고 답했다. 그러나 3개월 후에는 진짜침 치료군이 평균 25.1% 통증이 감소해 치료 효과가 유지된 반면, 가짜침 치료군은 통증이 11.1% 줄었다고 답했다.

"침이 진통 효과를 보인다는 것은 임상적으로 잘 알려져 있지만, 기존에는 환자들의 주관적인 보고에 의존할 수밖에 없어 침의 효과를 객관적인 지표로 보여주기가 어려웠다. 그러나 침은 안전하고 부작용이 적은 통증 치료법으로, 이 연구는 침이 신경조절 작용을 통해 뇌 감각영역에 변화를 가져오고 치료 효과를 나타내는 기전을 증명했다"고 연구팀은 평가했다.

일시적 자극에서 지속적 자극으로

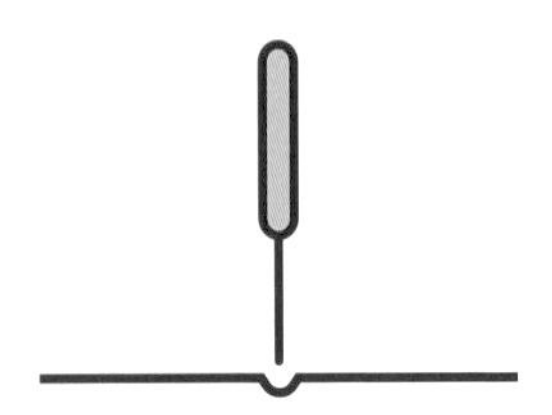

다이어트용으로 쓰거나 어린이들에게 사용하는 '피내침'이라는 것이 있다. 피부에 0.1~0.3mm 정도만 들어가는 아주 얇고 가느다란 침을 밴드 스티커처럼 붙여놓는 것으로, 자극이 계속되도록 침이 빠져나오지 않게 붙여놓는 것이다. 주로 귀에 붙이는 이침(耳鍼)으로 사용하는데, 압정처럼 되어 있어서 붙인 후 일주일 정도 그대로 일상생활을 할 수 있게 고안되었다. 처음에 붙일 때만 따끔하고 이후로는 통증이 거의 없기 때문에 일상생활을 하는 데에는 지장이 없다.

피내침은 필요에 따라 일주일에 한 번씩 다른 혈자리로 옮겨주는 방법으로도 사용할 수 있다. 이처럼 침 치료는 현대로 오면서 부드러운 자극이면서 오래 가는 자극으로 방향이 바뀌었다. 침 치료에 있어 급성 질환에 대해서는 강한 자극, 빠른 치료를 하지만, 만성 질환에 대해서는 부드러운 자극, 꾸준한 치료가 중요한 요소로 대두된 것이다. 그런데 이 대목에서 침이 가지고 있는 한계점이 문제가 된다. 침을 꽂아놓고 있는 상태일 때는 자극이 몸에 치료 효과를 주지만, 침을 뽑아버리고 나면 자극이 소실되어 치료는 한계에 부딪히는 것이다.

강한 일시성에서 부드러운 지속성으로

'한침'이라고 부르던, 예전에 우리나라에서 쓰이던 보통의 침은 바느질용 바늘만큼 두꺼운 침이었다. 자극량이 세고 깊이 찌르기 때문에 쇼크가 올 만큼 강한 각성 상태를 유발한다. 잔여자극을 길게 남기기 위해 처음 자극을 줄 때 강한 자극을 주었다.

의료봉사를 가면 시골 할머니나 할아버지들이 한침이니, 조선침이니 부르면서 강한 자극을 원하는 사람들이 있다. 바늘 두께의 두꺼운 침을 깊이 넣는 것이 더 시원하다고 좋아하기도 한다. 두꺼운 걸 깊이 넣는다고 하면 아플 것이라는 생각이 들지만 꼭 그렇지만도 않다. 강하게 찔러서 염선(捻轉)하지만 아파하는 순간 바로 빼내는 단자침술을 주로 하기 때문이다.

반면 침을 점점 가늘게 만들려는 노력이 진행되는 곳도 있었다. 강한 자극이 너무 무섭다고 생각해서 부드러운 자극, 덜 아픈 자극을 반복하는 방식을 생각하게 되었다. 그렇게 덜 아픈 대신 침이 몸 안에 꽂혀 있는 유침시간을 길게 하는 방식이 생겨났다. 오늘 30분 맞고 내일 30분 또 맞는 자극을 반복하는 것이다.

이전의 한의학에서는 만성 질환에 한약을 써서 체력을 보강했는데, 저항력을 키우기 위해 장기간 복용했다. 침 치료는 갑자기 발목을 삐었다거나 허리를 삐긋했다거나 하는 급성 통증 질환에 강한 자극으로 쓰였다. 그러나 현대에는 만성화된 통증 질환에도 장기간의 한약 복용과 함께 침이 널리 쓰이게 되었다. 수술 후 동통(疼痛)이라든지 재활 동통에서 보는 것처럼, 신경 자극에 의해 몸이 쑤시고 아픈 것을 오래 꾸준히 관리해야 된다는 의료 관점이 지배하고 있다. 따라서 부드러운 자극을 꾸준히 지속해 치유 반응을 끌어낼 수 있는 침술이 필요해진 것이다.

미용 성형 분야에서의 침구학

현대에는 뷰티 관점에서도 침이 점점 가늘어지고 있다. 머리털같이 가는 침으로 호침(毫鍼)이라고 부르는 걸 쓰기 시작했다. 가느다란 침을 체내에 오래 꽂는 것이다. 피부 미용에서도 피부 바깥에서 영양을 바르는 방식에서 피부 안쪽에 변화를 주어서 피부톤을 유지한다는 이너뷰티(Inner beauty) 관점에 주목하기 시작했다.

몸의 재생에 영향을 주는 것은 영양, 산소, 자극이다. 침을 놓을 때 꽂아서 돌리기 시작하면 콜라겐 섬유의 엉킴을 만드는데, 이로 인해 오히려 콜라겐 생성을 유도할 수 있다. 이런 과정을 통해 피부 결합 조직의 탄력이 증가한다. 이런 자극을 지속시키려는 고민을 하다 보니까 침이 피부를 뚫고 들어가 내피를 자극하고 빼내는 것이 아니라, 필요한 경혈 자리에 필요한 반응을 목표로 침을 심어두는 방법이 대두되기 시작했다.

그런데 문제점은 침을 심어두었을 때 자극으로 효과를 보기는 하는데 다른 부작용을 일으키는 이물 반응을 보일 수 있다는 것이다. 조직과 어울리지 못하고 염증을 일으키거나 조직을 상하게 할 수도 있다. 만약 일반 쇠붙이로 된 침이 들어간다면 충분히 그럴 가능성이 있다.

이러한 고민들은 사실 현대에 들어 갑자기 나타난 것은 아니다. '의학의 아버지'라 부르는 고대 그리스의 히포크라테스도 약실을 몸에 심어두는 매선법에 대한 기록을 남긴 바 있다. 이 방법을 최근에는 '약실 매선요법'이라고 해서 일정 기간이 지나면 녹아 없어지는 수술실을 이용해 얼굴 리프팅이나 비만, 통증 질환에 활용하고 있다.

그런데 매선요법이 피부 밑에 주입된다는 점을 생각했을 때 이물감이나 위화감, 피부 안에서의 내부 손상 등 2차 부작용, 2차 감염 등을 피하기 위해 인체 친화력이 높은 '금(gold)'을 떠올리게 됐다. 몸에 들어가 세포조직과 어떤 화학반응을 일으킬 가능성을 고려했을 때 가장 안전한 금속이 금이다. 그리고 금의 매선은 금을 가느다란 실처럼 뽑아낼 수 있는 세공기술이 발달하면서 가능해진 것이다.

자극을 오래 유지하는 약실 매선요법

일반 침이 효과가 미미할 때는 약침을 쓴다. 침은 물리적인 자극만 주는 것이지만, 약침은 특수처리된 한약이 몸에 들어가기 때문에 물리적 작용과 화학적 작용을 모두 기대할 수 있다. 물론 화학적 작용은 시간이 지나면 없어진다. 이런 기대효과를 길게 가져가기 위해서 약실을 심어놓는 방법을 쓴다.

다이어트 침 중에는 복근에 자극을 주는 침이 있다. 배에 9cm, 12cm짜리 긴 약실을 넣어서 코르셋처럼 조이는 걸 기대하는 것이다. 근육에 힘이 없어서 펑퍼짐하게 퍼진 걸 꽉 조이는 효과를 노리는 시술이다.

약실 매선요법은 탈모 환자에게도 쓰일 수 있으며, 얼굴 근육에도 사용할 수 있다. 얼굴이 처지거나 주름이 늘어나기 시작하면 약실 매선을 통해 리프팅 효과를 기대할 수 있다. 매선한 약실 주변에 콜라겐, 엘라스틴이 붙어 탄력을 유지해 주는 것이다. 몸에 들어간 약실은 굵기에 따라 다르지만 1~6개월 정도 지나면 녹아버리고, 매선 효과는 탄력이 붙은 뒤 1년 정도는 유지된다. 그리고는 1년이 지나면 서서히 노화가 다시 진행된다.

통증 질환에도 두루 쓰이는 약실 매선요법은 자극을 오래 유지하기는 하지만, 일정 시간이 지나면 결국 그 자극이 없어지는 것이 단점이다. 그러나 이후에 '금침'이 등장하면서 반영구적인 자극이 가능한 매선요법을 기대하게 됐다. 금실을 매선하는 금침은 물리적 작용을 반영구적으로 주면서 화학적 작용이라 할 수 있는 이온 작용을 주기 때문에 약실 매선보다 효과를 훨씬 높일 수 있다.

금은 화장품에서도 활용된다. 사람의 몸에는 미약한 전류가 흐르고 있는데, 이것이 우리 몸의 플러스(+) 마이너스(-) 이온 이동에 영향을 미친다. 이온이 한쪽으로 치우치면 피부 트러블을 일으키는데, 순금에 흐르고 있는 전류가 이온의 이동을 정상화시키고 원활하게 만들어 에너지를 보충하고 생명활동을 촉진시키는 보충 작용을 한다고 알려져 있다. 금나노 화장품을 얼굴에 바르면 혈액 순환을 돕고 피부를 맑게 해주는 동시에, 세포가 활발히 분열해 콜라겐, 엘라스틴, 히알루론산의 합성을 촉진시킨다고 한다. 이 때문에 피부가 촉촉하고 탄력 있게 되는 것이다.

구안와사 치료가 안면 리프팅으로

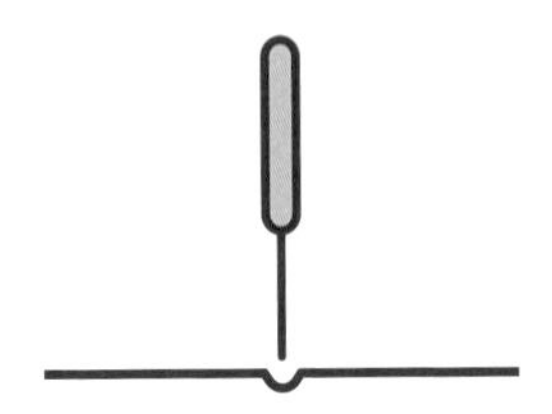

한의학에서 이뤄지는 안면성형요법은 엄밀한 의미에서는 동안요법이라 할 수 있는데, 미소안면침이나 정안침이 대표적이다. 안면성형침을 시술받으면 확실히 얼굴에 탄력이 생기므로 젊어 보이는 것 또한 사실이다. 침으로 하는 안면성형이라는 것이 약간 생소하게 느껴질 수도 있는데, 안면성형 동안침이란 침을 이용해서 안면근육과 피부의 탄력을 회복시켜 시간이 지남에 따라 처지는 근육과 피부를 복원시켜 주는 요법이다. 얼굴근육 하나하나의 작용과 해부학적인 위치를 감안해서 그 근육이 가지고 있는 능력을 원래대로 복원시켜 주기 위한 시술이다.

안면성형 동안침은 대표적인 탄력 회복요법으로, 노화되고 칙칙한 피부를 좋은 혈색으로 되돌리는 데 효과적이다. 또 안면 비대칭을 교정하는 데 탁월하다. 한쪽으로만 음식을 씹어 먹으면 얼굴의 저작근이 한쪽은 두꺼워지고 한쪽은 얇아져 얼굴의 균형이 깨질 수 있다. 딱딱한 음식이나 껌을 지속적으로 씹으면 양쪽 저작근이 발달해 사각턱이 되는 경우도 곧잘 있는데, 이런 경우 과긴장된 근육을 풀어줘야 한다.

안면성형 동안침은 경우에 따라 다른 시술법과 결합해서 쓰기도 하지만, 침요법 하나만 가지고도 좋은 효과가 난다. 첫 3주 정도는 주 2회 침을 맞지만, 3~4주 정도는 주 1회 맞다가 이후로는 효과를 지속시키기 위해서 한 달에 1회씩 맞는다. 이렇게 관리를 꾸준히 하면 따로 마사지샵에 갈 필요가 없다.

피트니스센터에 근력운동을 하는 사람이 많은데, 근육에 어느 정도의 탄력이 생기려면 주 2~3회 정도 꾸준하게 운동을 해야 한다. 얼굴도 역시 마찬가지인데, 얼굴은 따로 운동을 할 수 있는 부위가 아니기 때문에 침치료가 근력운동을 대신할 수 있다. 보통 3-4주 정도면 근육에 탄력이 꽤 생긴다.

건강한 얼굴은 균형 있고 조화롭다

한의학에서의 미용침은 사실 구안와사 치료에서 시작되었다. 건강보험심사평가원 조사에 따르면 안면신경마비 환자는

2011년 대비 2016년에는 약 20% 증가했을 정도로 발병 위험도가 높아졌다. 흔히 사람들이 "찬 데서 자면 입 돌아간다"는 말을 하는데, 안면마비는 실제로 기온과 밀접한 관련이 있다. 만약 실제 기온이 10도 이상 차이가 나면 우리 몸에서는 혈관의 수축과 팽창을 주관하는 자율신경계에 급격한 교란이 일어난다. 특히 겨울철에 눈 떨림 현상을 겪는 사람이 있는데, 다른 원인도 있을 수 있지만 눈 떨림 증상은 안면마비의 전조 증상 중 하나다.

바른 자세와 마찬가지로 바른 얼굴은 아름답고도 중요하다. 잘 생긴 얼굴도 좋지만 무엇보다 중요한 것은 조화와 균형이다. 구안와사 같은 병이 없으면서 혈색이 좋은 얼굴이 건강한 얼굴이다. 구안와사는 한쪽 눈이 감기지 않거나 입이 한쪽으로 틀어진다. 먹을 때 음식물이 새거나 세수할 때 눈이 완전히 감기지 않아 비눗물이 눈에 들어가는 불편을 겪을 수도 있다. 인구 10만 명 중 20~30명 정도 발생하는데, 어느 연령층에서든 발병할 수 있지만 40대 이후에는 특히 조심해야 한다. 재발률도 높기 때문에 관리가 중요한데, 한 번도 걸리지 않은 사람에 비해 걸렸던 사람이 재발할 확률은 1,000배 정도 높다.

안면신경이 마비되어 구안와사가 오면 특히 입과 눈 주변 근육의 운동 장애가 오는데, 어느 근육까지 침범했는지 확인하고, 면역력을 높이면서 순환을 촉진하며 마비를 빨리 풀어주는 치료를 해야 한다. 혈액 순환과 면역 강화를 위해 약침을, 근육

그림 2-2 안면근육

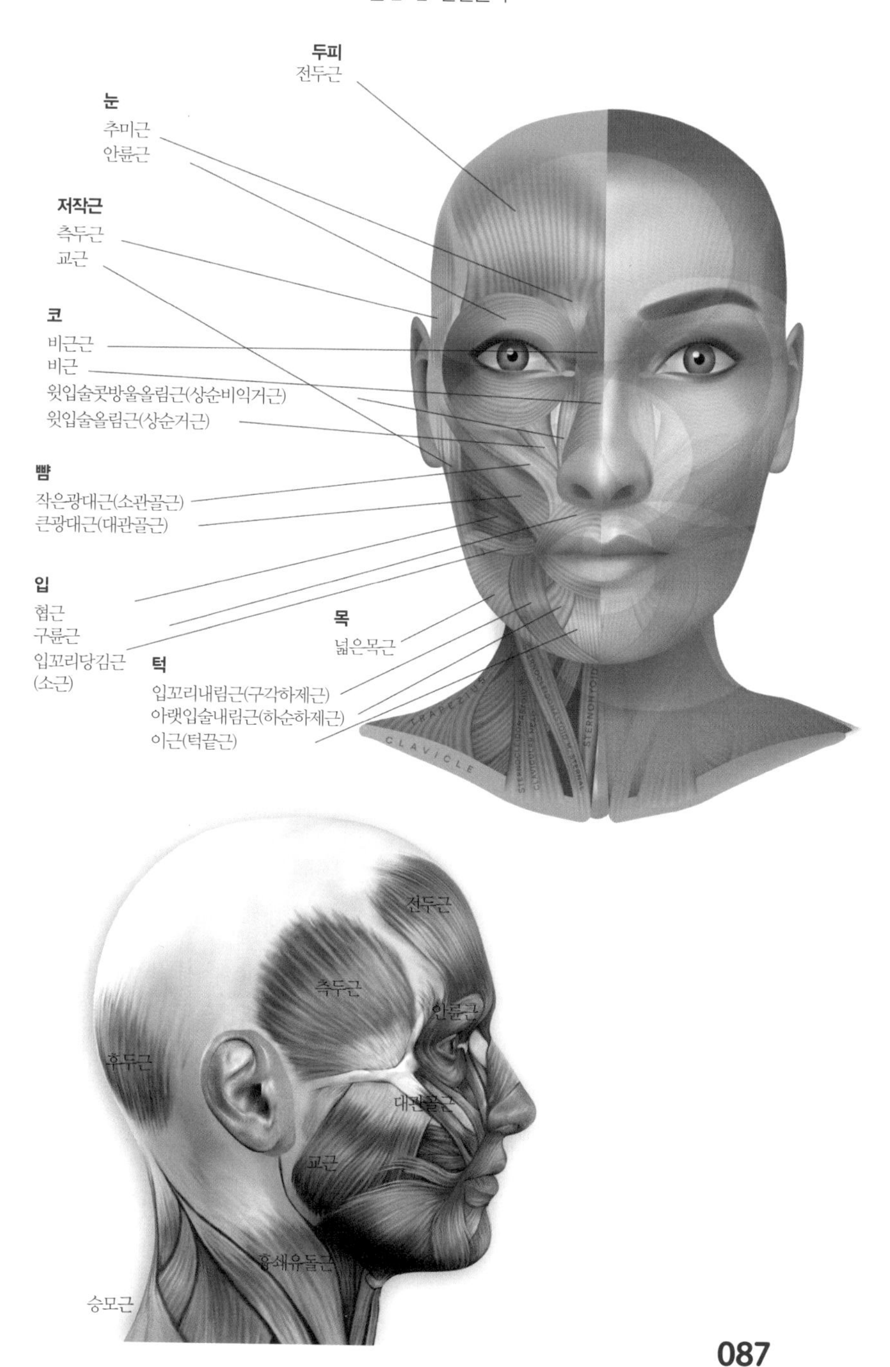
두피
전두근
눈
추미근
안륜근
저작근
측두근
교근
코
비근근
비근
윗입술콧방울올림근(상순비익거근)
윗입술올림근(상순거근)
뺨
작은광대근(소관골근)
큰광대근(대관골근)
입
협근
구륜근
입꼬리당김근
(소근)
목
넓은목근
턱
입꼬리내림근(구각하제근)
아랫입술내림근(하순하제근)
이근(턱끝근)
TRAPEZIUS
CLAVICLE
STERNOHYOID
전두근
측두근
안륜근
후두근
대관골근
교근
흉쇄유돌근
승모근

이완과 신체 균형 조절을 위해 추나요법 등을 할 수 있다.

구안와사에서 정안침, 미소안면침으로

얼굴 근육은 피부 바로 아래에 위치해 제7 뇌신경인 안면신경의 지배를 받아 얼굴 표정을 조절한다. 이마의 전두근, 눈썹을 올리는 추미근, 눈 주변의 안륜근, 입 주변의 구륜근, 씹기 위한 교근 등이 모두 안면신경의 지배하에 있다. 이 중 동그란 모양의 윤근(輪筋)은 안륜근과 구륜근이고, 나머지는 직선 모양의 직근(直筋)이다. 직근은 중력의 영향을 많이 받기 때문에 나이가 들면서 처지는데, 미용침에서는 반대 방향으로 올려주어 쫀쫀하게 탄력을 주는 것이 목표다. 윤근에도 침을 놓는데 결 방향, 직각 방향에 따라 효과는 조금씩 다르게 나타난다.

1장의 사례에서 본 것처럼 구안와사가 오면 얼굴 한쪽만 마비가 오는데, 예를 들어 왼쪽에 마비가 와서 그쪽만 침을 맞았던 환자는 왼쪽이 오른쪽에 비해 확연하게 피부가 좋아진다. 정안침과 미소안면침은 거기에서 힌트를 얻어 발전된 것이다. 미소안면침은 측두근, 후두근까지 범위가 넓어진 것이 다를 뿐이다.

정안침은 혈류를 개선시키고 콜라겐 생성을 자극해 피부가 스스로 회복할 수 있는 힘을 길러준다. 이로써 피부 탄력이 좋

그림 2-3 피부의 구조

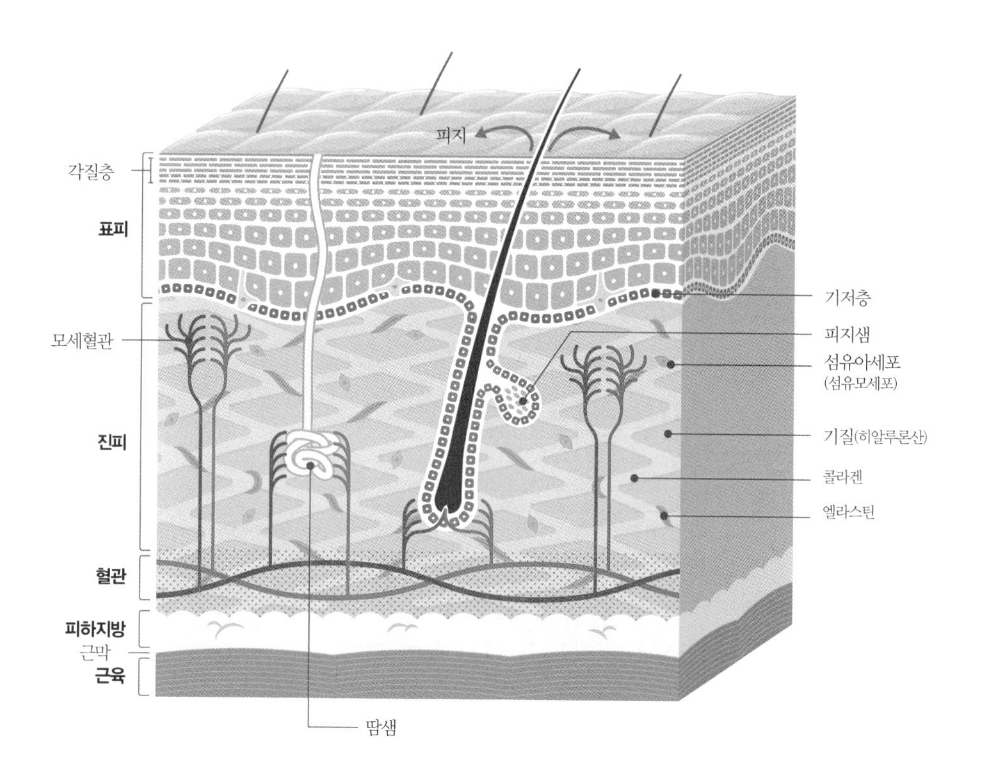

아지며 근육 내 혈액 순환을 돕고 노폐물을 배출시켜 피부색을 맑게 해준다. 또 얼굴 근육을 싸고 있는 근막층을 자극해 늘어진 근육이 적절하게 긴장도를 갖게 할 수 있다. 피부 아래의 피하지방과 근육 사이에는 '근막'이라는 막이 얇게 둘러싸고 있는데, 근육이 제자리에 있도록 지지하는 역할을 한다. 근막의 기능이 약화되거나 염증이 생기면, 근육을 지지하지 못해 얼굴

라인이 무너지고 탄력이 떨어진다. 따라서 정안침에서는 근막 조직을 이완시키고 혈액과 림프액의 순환을 개선시킨다.

정안침은 수술, 약물 주사 등의 강한 자극 없이도 자연스럽게 안면 비대칭을 바로잡고 주름과 탄력을 개선시키기 때문에 성형 부작용을 걱정하는 사람들에게 좋다. 긴장성 두통, 안면홍조 등이 완화되는 또 다른 효과까지 있다.

약실, 금실로 효과를 지속하다

정안침과 미소안면침이 나온 이후에 자극 효과를 지속시키기 위해 매선요법이 등장했다. 982년경 중국 송나라에서 처음 시작된 매선요법이 지금에 와서는 오히려 중국 관광객에게 인기를 끄는 상황이 되었다. 박람회 등의 행사를 통해 중국에 왔다 갔다 하면서 활동하는 한의사들이 늘었기 때문이다.

매선의 시작은 처음엔 양털로 만든 양사였다. 그 옛날에 양사를 소독해서 무균 처리하는 것이 가능했을까 싶은데, 치료가 계속된 걸 보면 무균 상태의 양사가 아니어도 단백질을 형성하고 결국엔 자연치유로 인체가 이겨낸 사례가 많았던 것 같다. 지금은 문제를 일으키지 않는 재질의 수술용 실을 피부 진피층에 넣음으로써 주름을 개선하는 시도를 하기 때문에 부작용이 거의 없어졌다. 그리고 주사(needle)를 이용해 미세침습으로 시술하기 때문에 칼로 절개할 필요가 없어졌다.

매선요법은 한 가닥 실, 두세 가닥으로 꼬아놓은 실, 가시매선 등 종류도 여러 가지가 있다. 한의학에서 시작했지만 지금은 성형외과에서도 가시매선으로 실 리프팅 시술을 할 정도로 대중화되었다. 그런데 실 리프팅에 대한 부작용이 전혀 없다고 장담할 수 없다는 의견이 나오고 있다. 물론 약실은 1~6개월 정도면 자기 역할을 하고 녹아서 사라진다. 단백질 성분이라서 우리 몸에 들어가면 필요한 화학반응을 일으키고 실은 점점 사라진다. 이때 약실이 녹고 나서 자기 역할을 못하는 요요 현상 같은 것이 일어날 수 있다는 주장이 제기되었다.

그러다가 2017년 머리카락보다 가늘게 금실을 세공하는 것이 기술적으로 가능해지면서 금실 매선요법이 등장했다. 순금이라면 인체 친화력이 좋기 때문에 피부나 근육에 들어가도 부작용 없이 원하는 치료 효과를 얻을 수 있다.

통칭 '금침'이라고 부르는 금실 매선요법은 미용적 측면으로 이야기하면, 시술 후 확 당겨지는 그런 효과를 기대하기는 힘들다. 처음엔 탄력 정도만 좋아지는 것으로 느껴지겠지만, 1개월이 지나고 2개월이 지나면서 점점 신생 모세혈관이 생기고 피부가 재생되면서 효과를 더 많이 느끼는 것이 보편적이다. 보통은 1년 후에 최대 효과가 나타나는 자연스러운 아름다움에 가깝다. "갑자기 왜 이렇게 예뻐졌어?"가 아니라 "너는 왜 안 늙니? 점점 젊어지는 것 같아?"라는 피드백을 받는다.

문헌에서 보는 금의 의학적 효능

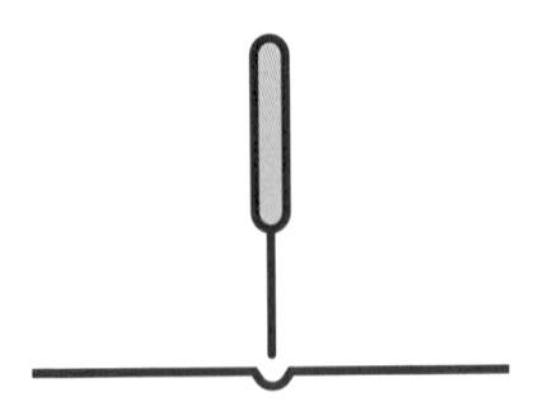

금은 원소 기호 Au, 원자 번호 79인 주기율표 1B족(11그룹)에 속하는 금속원소다. 주화금속이라고도 하는데, 뢴트게늄을 제외하고 여기에 속하는 금, 은, 구리가 모두 동전으로 사용됐기 때문에 그렇게 부른다. 사람들은 금을 귀금속의 대표로 옛날부터 귀히 여겼고 지금도 준화폐로 사용한다.

금은 황색이며 광택이 있고, 녹는 점이 1,064℃다. "금침을 맞고 나중에 죽어서 화장했을 때 금실을 수습할 수 있나요?"라는 질문을 가끔 받는데, 화장로의 온도가 800~1300℃라고 하니까 그것은 화장할 때의 온도에 따라 다를 것이다.

금은 화학적으로 안정적이며 염소, 플루오린(fluorine), 왕

수(王水)를 제외하면 다른 화학 물질과 화학반응을 일으키지 않는다. 이온화 경향이 가장 적은 금속이기 때문에 내식성이 커서 부식에도 잘 견딘다. 만약 이온화 경향이 크다면 전자를 잃고 산화되기 쉬울 것이다. 금속을 두드리거나 압착했을 때 얇게 펴지는 성질을 전성(展性)이라 하는데, 금은 모든 금속 중에서 전성이 가장 뛰어나다. 금은 연성(延性) 또한 금속 중에서 최고인데, 잡아당기거나 두들겨도 부서지지 않고 실처럼 늘어나는 성질이 있다. 금박의 두께를 0.00014mm 정도까지 만들 수 있다.

금의 약 성분에 대한 고서의 기록

금은 광물질이지만 약용으로도 쓰인다. 우리나라 대표적인 명약인 우황청심환은 금박으로 싸여 있다는 걸 다들 알 것이다. 태어난 지 백일을 맞은 아기에게 금반지, 금팔찌, 금목걸이를 선물하는 풍습은 단지 금전적인 의미에서만 온 것이 아니다. 아이에게 금을 붙여두면 폐렴, 경풍(驚風) 등의 질병을 예방할 수 있다는 선인들의 지혜에서 비롯된 것이다.

금을 약용으로 쓰는 것은 동양에서만 있었던 일이 아니다. 수천년 전부터 동서양을 막론하고 금은 약용으로 쓰여왔다. 서양에서는 금이 류머티스 관절염에 좋다고 알려져 있으며,

1890년부터 간 해독과 관절염에 널리 쓰였다고 한다. 현대에는 금사(金絲)를 수술용 봉합에 사용한 사례도 있다. 인체 친화력이 높은 금사를 혼용했더니 일반 봉합사를 사용한 환자에 비해 상처 치유 속도가 30%가량 더 빨랐다고 한다.

일반적으로 알려진 금의 효능을 살펴보면 마음을 진정시키고 정신을 안정시키며 해독하는 효능이 있다. 간질, 두근거림, 소아 경기 등을 치료하고 외용으로는 종기를 터뜨리고 종기의 뿌리를 뽑는다고도 알려져 있다. 그 밖에도 관절염, 신경통에 유효하다.

『동의보감』을 살펴보면 "금은 성분이 고르고 맛이 시며 독이 없고 진신(鎭神), 안혼백(安魂魄), 진심(鎭心)하고 오장을 유익하게 하며 첨정보수(添精補髓)하고 오장의 풍간(風癎)과 실지(失志)한 증세를 치료하고 어린이의 경기(驚氣)를 낫게 한다"고 기록하고 있다. 또 심장, 간, 신장 등에 작용하여 간기를 원만하게 하고 심기를 가라앉히고 신장을 자양한다. 『동의보감』에서 금은 유독성 물질을 체내 밖으로 배출시키는 해독 작용, 피부정화 작용 능력이 있어서 피부병에도 유효하다고 말한다.

조선시대 이름난 의학자인 황도연이 집필하고 그의 아들 황필수가 정리해 1885년에 출간된 『방약합편(方藥合編)』에도 금의 의학적 효능이 정리되어 있다. "안혼백(安魂魄)하고, 전광(癲狂), 경간(驚癎)을 안정시키며, 혈맥(血脈)을 조절한다."

동아시아에서 사용하는 약재를 총망라한 백과사전인 『본

초강목』에서는 순금에 대해 신경안정 작용, 해독 작용, 피부정화 작용, 염증완화 작용이 있다고 쓰고 있다. "금은 마음이 불안정하고 매우 놀랐을 때 마음을 안정시켜 주며, 인체 내 각종 유독물질을 흡수하여 배출시킨다. 창독, 두창, 화독, 화농증 등 피부병에 유효하며, 종기는 뿌리까지 제거된다. 또 염증을 완화시키기 때문에 관절염, 신경통 등에도 유효하다."

고서에 실려 있는 여러 내용을 종합해 보면 금을 가루로 직접 복용하거나 금박으로 만들어 환약에 싸서 먹거나 금붙이를 몸에 붙여 놓으면 간과 심장을 진정시키고 정신이 안정되며 골수를 튼튼하게 하고 냉기를 다스릴 수 있다. 또 코가 막히고 열이 나고 머리가 아픈 증상(感冒), 열이 위로 치밀어오르는 증상(熱上衝), 폐가 상해서 피를 토하는 증상(肺損吐血), 극심한 피로, 어린이가 놀라 경련을 일으키는 증상(驚癎)에 효과가 좋다.

매선의 부작용에 대한 여러 걱정거리들

침을 꽂아놓고 오래 있으면 빨갛게 부어오르는 발적 효과가 생길 수 있다. 침을 잘 소독해도 피부 표피에 붙어 있던 세균이 들어가 봉와직염을 일으키는 경우도 있다. 크든 작든 금속이라면 알레르기를 일으킬 수 있다. 그러므로 치료 자극을 오래 지속시키는 매선요법을 쓰려면 이러한 알레르기 반응을 최소화할 수 있는 금속을 찾아야 한다. 그렇다면 바로 금을 떠올릴 수밖에 없다.

금침 시술을 하면 체온이 36.5℃가량인 인체에서 금실은 녹지 않고 몸속에 계속 남아 있다. 그 사실을 인지하고 나면 사람들은 '평생 간다고? 괜찮을까?'라고 부작용이 없을지 걱정한다. 그러나 순금은 아무리 시간이 흘러도 변하지 않는 성질 때문에 부작용도 없다. 금은 해롭기는커녕 금니를 하면 소염, 항염 작용으로 금이 닿은 부위는 염증이 사라지며, 귀 뚫은 자리가 덧났을 때 금귀걸이를 하고 다니면 염증이 가라앉는다.

많은 한의사들이 스스로 의구심을 가지고 있으면 안 되기 때문에 직접 금침 시술을 받는다. 그 결과 안전성은 걱정하지 않아도 된다는 걸 직접 체험하고 효과를 느끼며 만족해한다. 오히려 금실은 평생 동안 지속적인 자극을 주기 때문에 건강, 아름다움, 자신감을 지속적으로 가져다줄 것으로 기대한다. 또 환자들도 금실이 자리잡으면서 얼굴이 작고 타이트해지고 점점 예뻐지는 걸 목격하기 때문에 금실의 효능을 더욱 확신하게 된다.

다만, 금침에 사용하는 금실은 순도 99.99%를 사용해야 인체에 무해하며 부작용이 없다. 불순물이 섞이면 그것이 부작용의 원인이 된다. 중국에서 수년 전 순금이 아닌 합금을 매선침으로 사용했다가 중금속 중독 사고를 일으킨 적이 있다.

또 한 가지, 피부 조직이나 근육 조직을 손상시키면 안 되기 때문에 안정성을 위해 굵기는 실처럼 가늘어야 한다. 금침에 사용하는 금실은 머리카락보다 가느다란 굵기이며, 안정성을 인정받아 식약처에 의료기기로 등록되어 있다. 초창기에 개발됐던 직선 금실에 비해 이후에 나온 꽈배기 모양으로 된 금실은 탄력성이 더 좋아졌다. 몸속에 들어갔을 때 피하지방, 근육 조직과의 적합성이 더욱 탁월하다.

성형수술로 처진 것을 자르고 올려붙인다든지 실을 넣어서 당긴다든지 하는 방법에 비해, 금침은 자연스러운 아름다움을 준다. 얼굴 근육을 자극하고 혈액 순환을 활발하게 만들어서 조직 재생을 유도하는 방법이기 때문에 노화의 속도를 탁월하게 늦춰 동안 얼굴을 만들어준다. 비수술 치료이기 때문에 시술 후 바로 일상생활을 하는 것도 가능하다. 얼굴이 일시적으로 붉어질 수는 있지만, 다음날이면 화장도 가능하다.

인체도 자극에 적응을 하고 노화를 거스를 수는 없기 때문에 금침의 재생 효과를 영구적이라고 말할 수는 없다. 그러나 그 유지 기간은 결코 단기간이 아니다. 금은 영구적인 것이며 매선요법이기 때문에 평생이라고 해도 좋을 만큼 장기간의 효과를 준다. 몸에 남아 있다는 점이 바로 지속적인 자극을 주는 비법이며, 그것이 지속적인 효과를 가져다준다.

몸을 보하다,
인체 친화력이 높은 금

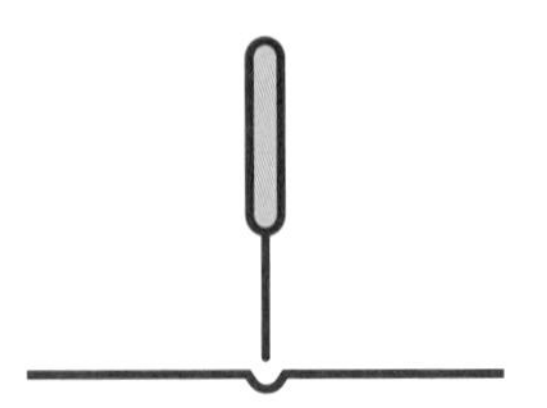

몸에 무언가를 넣어서 경혈을 지속적으로 자극시키는 방법은 오래 전부터 상당히 효과 있는 방법으로 알려졌다. 기원전 2000년경 이집트와 앗시리아에서 이런 요법을 사용한 기록이 있고, 히포크라테스도 약실에 대한 기록을 남겼다. 중국에서는 송나라 때 편찬한 책에 실에 약물을 묻혀서 혈위에 시술했다는 기록이 있다. 현대적인 시술은 1970년대 이후 중국에서 활성화되어 안면성형과 통증을 위한 요법으로 현재까지 널리 사용되고 있다.

문제는 '무엇을 넣느냐'이다. 과거에는 금뿐 아니라 양털, 양 내장, 나일론사, 키토산 등을 넣기도 했다고 전해진다. 실제로 효과를 본 경우도 많았으나, 몸속에 그대로 남아 감염이 발생하는 등 위험도 컸다. 그러나 인체와 가장 친화력이 높은 금을 사용하면 부작용을 없앨 수 있다.

금분이나 금박은 수천 년 전부터 약용으로 쓰였다. 금은 양성전자를 갖고 있어서 인체에 가까이 하면 혈액 순환, 배설 등 생리순환(生理循環)을 유도하고, 오장육부가 정상적으로 활동하도록 도와준다. 또한 전신(全身)의 음양 조화가 이루어지도록 한다. 피부에는 감각을 전달하는 신경 수용기가 퍼져 있기 때문에, 금실이 삽입되면 신경계에 영향을 미쳐 통증을 조절하고 신경계가 지배하는 내장의 기능까지 조절할 수 있다.

금은 인체에 친화력 갑

사람들은 금을 정서적, 심리적으로 좋아하는데, 심지어 인체도 금을 좋아한다. 금은 인체 친화력이 금속 중 가장 높다. 금은 화학 반응이 잘 일어나지 않는 고체 원소이기 때문에 공기나 물에 부식되지 않고 상태를 그대로 유지한다. 이것은 신체 내에서도 마찬가지이며, 금침은 사람뿐 아니라 동물에게도 치료용으로 쓰인다.

금은 두들겨서 펴기 쉬운 성질이 있고, 잡아 늘리기 쉬운 성질이 있기 때문에 얇게 펴서 금박으로 만들거나 금실로 가공

할 수 있다. 가느다란 호침을 만들 때 금을 자재로 하거나 은을 자재로 하는 경우가 있다. 허한 증상(虛證)이 있는 병에는 금침을 써서 원기를 보하고, 실증(實證)인 경우에는 은침을 써서 나쁜 기운을 내보내는(瀉) 치료를 하는 것이다(매선이 아닌 찔렀다가 빼는 침이다). 금은(金銀)을 비교해서 이야기하면 금은 보(補)하며 은은 사(瀉)한다. 은은 정화, 해독, 소독 효과가 탁월한 반면 금은 중화, 보강, 보존의 효과가 탁월하다. 은은 마이너스(-) 청소 효과이고, 금은 더해주고 보해주는 보강(+) 효과다.

한국에서 금침이 최근 2000년대 전후로 갑자기 등장한 건 아니다. 2차 세계대전 이후에 개발되어 보급되었다고 알려진 금사주입요법은 한국에서는 1960년대 초부터 시작됐다고 한다. 신경통 등 각종 질병에 효과가 있다고 알려져 허리, 어깨, 무릎이 아프면 종로한약상가에 가서 금침을 맞으면 씻은 듯이 낫는다는 말이 번지기도 했다. 제련된 순금을 가늘게 마치 실같이 만들어서 적당한 길이로 자른 금실을 쓴다. 특수하게 만든 주사처럼 생긴 주입기에 넣은 채로 피하의 일정 부위에 주입함으로써 질병을 치료하는 특수침법이다.

지금의 금침과 다른 점은 세공 기술의 한계 때문에 짧고 약간 굵은 금실이었다는 것이다. 굵기 때문에 염증이나 부작용을 일으키는 경우도 다소 있었던 것 같다. 그래서 주류 의술로는 자리잡지 못했는데, 정말 문제가 된 것은 피부관리실 같은 곳에서 불법으로 금침을 쓰는 경우였다. 금침의 효능은 환자 각자의 상태에 맞춰 경락, 경혈을 자극하고 근육을 강화시켜야 제대로 발휘될 수 있다. 그저 금이 가진 효능만으로 금실을 자입하기만 하면 알아서 금이 좋은 작용을 하는 건 아니다.

금실 세공은 이제 가느다란 호침보다 더 가늘게, 머리카락 굵기(0.15~0.2mm)보다 가느다란 0.13mm, 0.07mm, 0.03mm의 금실로 제작하는 것이 가능해졌다. 혹시 혈관을 건드리더라도 혈관장막이라는 구조가 감당할 만한 굵기이며, 신경을 건드려도 지장을 주지 않을 만한 굵기다. 그래도 몸 안에서 강한 자극을 주면서 움직임에 방해되지 않아야 하기 때문에 해부학적 지식을 가지고 경혈, 경락을 짚어낼 수 있는 전문 한의사에게 시술받아야 한다. 한의원에서는 지속적인 효과와 안정성을 위해 지름 0.07mm와 0.13mm인 금실을 주로 사용한다.

금의 안정성과 재생력

가끔 "금실이 몸속을 타고 돌아다니는 것 아니냐"는 질문을 하는 분들이 있다. 금실이 몸을 타고 돌아다니려면 혈관 속에 들어갈 수 있어야 한다는 이야기인데, 그것은 불가능하다고 할 수 있다. 금침은 피부 표피 아래의 진피층이나 그 아래 근육층을 공략하는데, 그래서는 큰 혈관까지 접근하는 것이 불가능하다. 복부에 잘못된 방법으로 주입하는 것이 아닌 이상 금실이 몸속을 돌아다니는 일은 없다. 치과 치료를 하러 갔다가 엑스레이를 찍었는데, 금실이 시술받은 그 자리에 그대로 있는 사진을 보게 되는 경우는 많다.

혈관주사를 맞을 때는 정확하게 혈관을 잡아서 주사바늘을 꽂는다. 그리고 근막, 근육층에 금침 시술을 할 때는, 혈관이나 림프관을 90도로 직자(直刺)하거나 비스듬히 사자(斜刺)로 자침하므로 관통할 가능성은 있다. 그렇다 해도 혈관이나 림프관을 타고 돌아다닐 수는 없다. 혈관이 움직이기 때문에 일부러 혈관 안에 정확하게 넣겠다는 의지를 가지지 않는 한 금실이 몸속을 돌아다닐 일은 없다.

다만 금실이 모세혈관이나 말초신경을 스쳐가거나 관통할 수는 있다. 그로 인해 찌릿하는 느낌이 있거나 멍이 들 수도 있는데, 시간이 지나면서 조직이 재생되어 찌릿한 느낌도 사라지고 멍도 사라진다. 금은 인체 친화력이 높아서 부작용 없이 몸에 있는 근육, 인대, 혈관, 힘줄, 신경, 어느 조직이든 회복시키고 후유증은 금세 사라지게 된다. 잠시 이물감이 느껴지더라도 어느 순간부터 통증은 사라진다.

금은 몸에 흐르는 생체 전류가 균형을 유지하도록 이온 작용을 한다. 금가루가 들어간 화장품 이야기를 들어본 적 있을 것이다. 피부에 금을 바르면 혈액 순환을 촉진하고 노폐물을 배출하는 데 도움을 준다. 우리 몸의 생체전류가 한쪽으로 치우쳐서 흐르면 한쪽은 경직되고 한쪽은 약해진다. 금은 생체전류가 한쪽으로 치우치지 않도록 고르게 하는 효과가 있다.

우리나라는 전체 인구에서 65세 이상이 차지하는 비율이 2000년에 7.2%를 넘어 고령화 사회가 됐고, 2017년에는 14.2%를 넘어 고령 사회에 이미 도달했다. 이와 더불어 노화에 따른 만성 질환도 증가하고 있다. 한의원에는 이런 환자들이 많은데, 금실의 매선 효과를 통해서 치료 자극이 계속된다는 점을 생각하면 만성 질환에는 금침이 좋은 선택이 된다.

피부 노화도 질병은 아니지만 만성 질환의 범주에 속한다. 지속적인 자극을 주면 피부세포들도 살아나고 막성 구조가 쫀쫀해지면서 탄력이 개선될 수 있다.

금실이 들어가면 면역세포가 모여든다

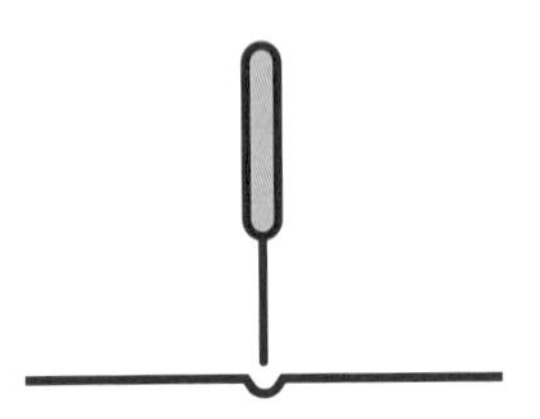

금침 시술로 금실이 자입되면 우선 피부나 근육 조직에서 세포 단위의 파괴가 일어난다. 세포의 입장에서 보면 금실이 아무리 가늘어도 빌딩 건물이 덮치는 것 같은 강한 자극으로 다가온다. 따라서 몸에서는 비상이 걸리고 자극받은 부분에는 복구를 위해 혈액이 몰린다. 이것을 염증 반응(inflammatory reaction)이라고 부른다. 예방접종을 하거나 피검사를 위해 주사바늘을 꽂으면 그 자리가 빨갛게 국소적인 충혈이 생기는 것도 염증 반응이다. 염증은 세균이 침투한 것이 아니어도 일어나는데, 세포의 손상이나 자극물에 의한 신체 조직의 손상에 생물학적 반응이 일어나는 것이다. 세균이 침투한 것이 아니라면 곪거나 하진 않는다.

금침 시술을 하고 나면 5일 이내에 국소적으로 발적(發赤), 종창(腫脹), 작열(灼熱), 동통(疼痛) 등의 무균성 염증 반응이 일어날 수 있다. 시술 후 정도의 차이는 있지만 백혈구와 호중구의 증가 현상이 있다. 또 시술 시에 모세혈관 자극으로 출혈이 있을 수 있지만 걱정할 일은 아니다. 시간이 지남에 따라 혈액 순환이 좋아져 소염, 진통, 재생의 효과가 나타난다.

금침 시술 후 몸속에서 일어나는 변화

금실의 자입으로 세포 단위의 파괴가 일어나면 세 가지 변화가 일어난다.

첫째, 국소적인 변화로 혈액이 몰리면서 면역세포들이 모여든다. 그러면 혈액 순환이 좋아지면서 복구를 위한 기전이 활성화된다.

둘째, 금실이 자입되면 그 정보는 척수로 전달된다. 그 신호로 인해 자율신경계 반응으로 모세혈관이 확장되고 더 많은 혈액이 몰릴 수 있다. 또 운동신경을 통해 근육으로 정상적인 활동을 유도하기 위한 신호가 전달된다.

셋째, 일시적인 자극이 아니라 금실이 꽂혀 있는 상태이기 때문에 움직이다 보면 이 신호는 뇌로 전달되어 뇌 차원의 변화를 야기한다. 지속적인 자극에 대해 몸이 그 상태를 기억해서 움직임의 변화를 조절하기 때문에 온몸 차원에서의 변화가 시작된다. 이것이 금실 자극으로 효과가 반영구적으로 지속되는 기전이다.

다만, 시간이 흐르고 지속적인 자극에 대해 몸이 적응을 해버리면 자극은 이미 자기 것이 되기 때문에 자극의 강도는 무의식적인 차원이 된다. 이럴 때는 추가로 금침 시술을 고려할 수 있다. 예를 들어 골반기저근에 금침 시술을 하면 처음에는 근육층에 금실이 꽂혀 있는 것이 의식되기 때문에 케겔운동을 하면서 힘을 줄 때마다 금실이 건드려지면서 따끔한 느낌을 받을 수 있다. 그러나 시간이 지나면 그 느낌은 무뎌지고, 있는지 없는지 의식하지 못한다. 실제로는 자극과 그에 대한 효과가 남아 있지만 인지하지 못하는 것이다.

염증은 인체의 방어적 반응이다

염증이 생기면 빨갛게 붓고 열이 나고 아파서 많이 괴롭다. 염증이란 바이러스, 박테리아(세균) 같은 외부 침입자가 들어왔거나 이상이 생겼을 때 우리 몸을 방어하고 치료하기 위한 반응이다. 손상된 조직을 치유하고 회복시키기 위해 면역계가 작동하는 원리다.

우리가 일상생활에서 겪을 수 있는 염증은 인대 손상, 인후염 등으로 인해 다친 부위가 국소적으로 부어오르는 급성 염증이다. 급성 염증이 생기면 몸에서는 혈관이 확장되고 혈류가 증가한다. 백혈구가 떼로 몰려들어 상처를 치유하기 때문에 상처 부위가 빨갛게 부풀어오르는 것이다. 면역세포가 신호 전달 과정에서 사이토카인(cytokine)이라는 물질을 방출하면 비상 신호가 발동되고 호르몬, 영양소 등을 총동원해 문제를 해결한다. 프로스타글란딘(prostaglandin) 같은 호르몬은 손상된 조직을 치유하기 위해 혈전을 만들고 통증과 발열을 일으킨다. 이 과정은 단기간에 나타나고 수습되면 사라진다.

문제는 염증이 너무 오랫동안 지속되어 만성염증이 되는 경우다. 만성염증은 긴 시간에 걸쳐 낮은 수준으로 나타나며 몸 전체에 걸쳐 일어날 수 있다. 낮은 수준의 꾸준한 염증은 '위협받고 있다'는 잘못된 신호를 유발할 수 있는데, 그러면 우리 몸은 착각을 일으켜 상처나 병균이 없는데도 염증 반응을 일으킬 수 있다. 백혈구가 넘쳐나는데 치료해야 할 상처나 병균을 찾지 못하면, 아군으로 인식해야 할 우리 몸의 세포나 조직을 공격해 문제가 된다. 결국 오래된 염증은 DNA 손상을 일으키거나 암세포를 만드는 등의 문제를 일으킬 수 있다.

급성염증과 달리 만성염증이 생겼다면 평소에 항염증성 식단을 챙겨먹는 노력이 필요하다. 탄수화물 중독에 빠지는 대신 녹색채소, 베리류, 견과류, 올리브, 토마토 등을 꼭 식재료에 첨

가해서 섭취하면 도움이 된다.

'항염'은 좀더 면역력을 강화시켜서 병과 싸우는 힘을 키우는 작용이기 때문에 염증을 줄여주는 '소염'이라는 말과 구분해서 쓴다. 금침은 소염, 항염 작용을 모두 한다. 모든 침과 한약은 소염, 항염 작용이 있지만, 금침은 여기에 더해 보하는 기능이 추가된다. 순환만 잘 되는 것이 아니라 면역 기능이 강해지는 등의 보해주는 작용을 한다.

염증과 통증은
몸이 보내는 위험 신호

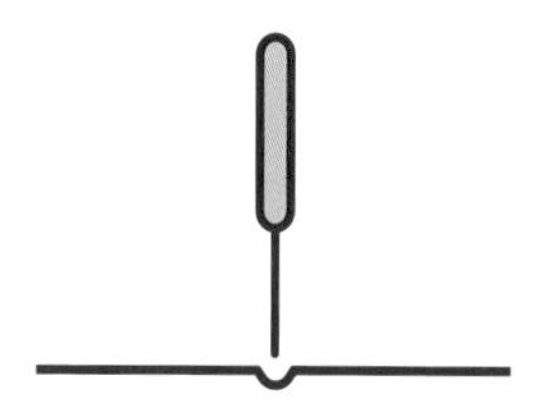

충격에 의해 피부 속에서 출혈이 생긴 것을 우리는 '멍'이라고 부른다. 금침 시술 후에 모든 사람이 멍이 드는 건 아니지만, 피부 쪽에 가까운 모세혈관이 터지면 전반적으로 퍼렇게 멍이 들 수 있다. 그런데 만약 피부 안쪽에서 모세혈관이 터지면 시술 부위가 아닌 살짝 떨어진 부위에도 멍이 들 수 있다. 멍은 1~2주가 지나면 서서히 없어지기 때문에 재생 효과를 위해 시술 시에 일부러 멍을 만들기도 한다. 미간 쪽이나 특히 주름이 많은 부위는 모세혈관이 터지면 멍이 생기지만 재생 과정을 거쳐 탄력도가 높아진다. 또 눈밑이 푹 꺼진 경우도 근육 볼륨을 높일 목적으로 멍을 만들기도 한다.

금침 시술로 멍이 생기면 우리 몸에서는 적혈구 생산이 빠르게 이뤄지고 새로운 적혈구들은 산소를 운반하는 헤모글로빈을 생산해 낸다. 금침으로 세포 단위의 손상이 생기면 파괴되고 괴사된 세포를 제거하고 동시에 조직을 재생하기 위한 염증 반응이 일어나는 것이다. 염증 반응은 생체 내에서 자극에 반응해 생기는 국소적인 조직 반응의 총체인데, 때로는 국소 반응에 따른 전신 현상이 급성으로 일어난다. 이 반응은 시시각각으로 변화하는 동적인 연쇄반응의 과정이다.

염증은 치유 반응이다

염증은 면역계가 촉발하고 관여한다. 히스타민이 작용하면 염증 부위가 빨개지고 부어오르는데, 혈액과 림프액이 손상 부위로 모여들기 때문이다. 백혈구, 림프구 같은 면역세포들과 사이토카인 같은 면역 매개물질들이 자극 부위에 더 많이 모이면 복구도 빨라진다.

염증이 생기면 아픔을 느끼는데, 말초신경이 전기신호를 대뇌로 전달한 결과다. 통증은 우리 몸에서 위험 신호로 작동한다. 자극 부위를 조심시키고 움직임을 제한하는 것이다.

면역세포가 손상 부위에서 제대로 역할을 하려면 혈관을 확장하고 혈류의 흐름을 증가시켜야 하는데, 이 과정에서 열이

그림 2-4 염증이 치유되는 과정

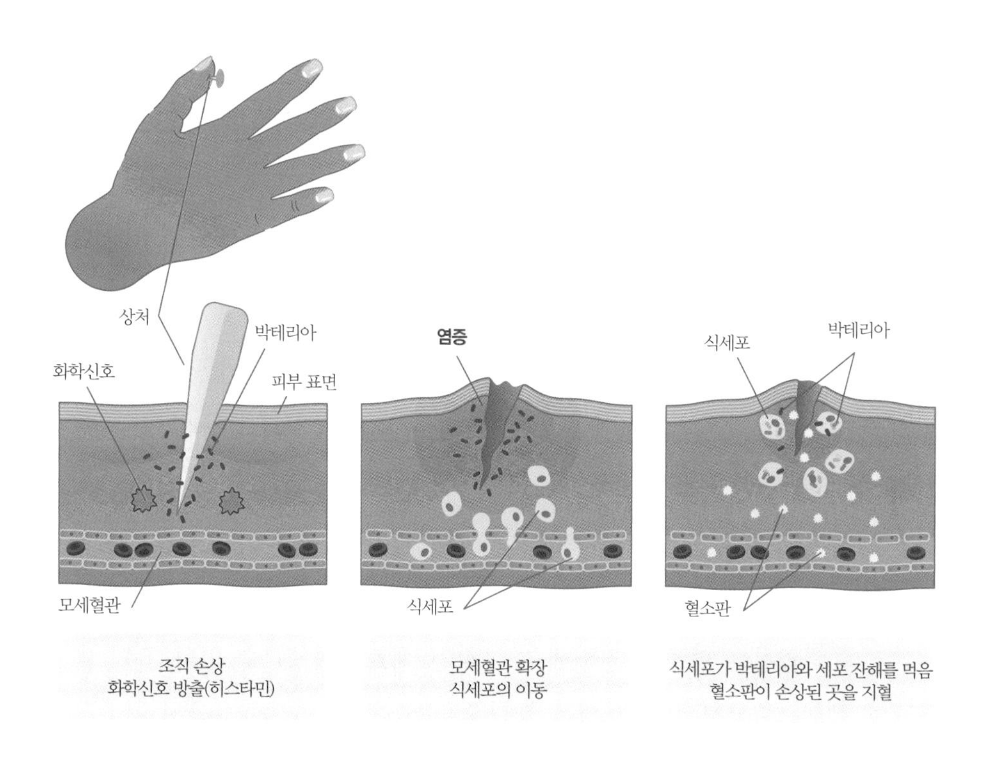

난다. 이것은 효소 활성을 증가시키는 염증의 징후이다. 체온이 1도만 올라가도 대사활동이 12% 증가하는데, 이 사실로 발열이 회복능력을 증가시키는 과정을 이해할 수 있을 것이다.

현대 의학에서는 염증이 생기면 빨리 없애기 위한 대증요법으로 소염제나 해열제를 처방하는 경우가 많은데, 이것은 자연치유력 측면에서 보면 오히려 방해를 받는 상황이다. 열을 내리면 면역대사가 활발해질 기회가 억제되며, 종창을 억지로 없애면 백혈구와 림프구의 양이 충분히 늘지 못해 복구 기간이 길어질 수 있다. 잘못하면 만성적인 염증을 만들어내는 원인이 될 수도 있다.

금침은 염증성 질환에 소염 작용을 한다

"금은 해독 작용, 염증완화 작용을 하며 종기는 뿌리까지 제거된다." 『본초강목』에 적힌 내용처럼 금실을 매침하면 지속적인 자극 효과 때문에 염증으로 인해 생긴 종기를 칼 대지 않고 치료할 수 있다.

금침은 염증성 질환에 효과적인 치료법이 될 수 있다. 54세의 한 여성이 무릎 뒤쪽 오금 부위에 결절이 생겨서 금침 시술을 한 사례가 있다. 꽤 큰 덩어리가 혹처럼 딱딱하게 자리잡고 있는 결절이었다. 또 쇄골뼈 있는 쪽에도 결절이 있었는데 환자는 손도 못 댈 정도로 아프다고 호소했다. 각 부위별로 10개씩 금실 매선을 했고 결절이 점점 사라지는 것을 확인할 수 있었다.

이 환자에게 금침 시술을 권하게 된 것은 환자의 이전 병력 때문이었다. 이분은 반복되는 염증이 의심되는 환자였다. 눈에 띄고 잘 보이는 곳에 결절이 있는 것은 오히려 다행스러운 일이다. 만약 몸속 보이지 않는 곳에 염증성 종양이 자리잡고 있다면 그 사람은 몸 상태를 의식하지 못한 채 살아갈 것이다.

이분은 처음 내원했을 때 한약을 짓고 고주파 온열치료를 받았다. 그런데 다음날부터 배가 아프다고 했다. 배꼽 주위에 뭔가 뭉치는 것 같더니 날이 갈수록 배가 더 커졌고 환자는 겁을 내기 시작했다. 주변 사람들이 자신을 보자마자 놀라면서 악성 아니냐고 설레발을 치니까 겁을 먹는 것도 당연했다.

몸 안에 염증이 많은 사람이 고주파 치료를 받으면 염증이 한쪽으로 몰리면서 덩어리가 되는데, 이분의 경우가 그랬다. 백혈구 수치가 높아지고 세포들이 막 싸우면서 염증 덩어리가 한데 뭉치고 모였던 것이다. 그는 한 달 전에 건강검진을 받았는데 별 이상이 없었다고 했다. 이런 염증들이 복부에 전반적으로 퍼져 있는 상태였다면 아무리 엑스레이를 찍고 내시경을 해봐도 이상을 발견할 수는 없었을 것이다. 이것들이 모여서 덩어리를 형성해야만 병원에서는 '염증성 종기다', '고름이 있는 농포다' 등의 진단을 할 수 있다. 그의 상태는 이상 소견은 없지만 이상이 없는 건 아니었던 것이다.

드문 케이스이긴 하지만 몸 상태를 알게 되는 계기가 되었으니 어찌 보면 다행이었다. 이분이 얼마나 많은 염증을 몸에 갖고 살았는지 보여준 것이다. 특정 질환이라고 규정하기는 어렵고 그저 염증 덩어리였기 때문에 고주파 치료를 계속하면서 림프 순환을 시켜 노폐물이 소변으로 배출되도록 유도했다. 소변에서 진한 냄새가 나고 고름 덩어리 같은 기름이 빠져나갔고, 결국 종양은 점점 크기가 작아지다가 없어졌다.

만약 이런 뱃속 염증이 계속 몸에 남아 있었다면 암세포의 증식으로 이어졌을지 모를 일이다. 처음 고주파 온열치료를 시작하기 전에 복부 온도를 쟀었는데 보통 사람이 30도인 데 비해 이분은 28도 정도로 낮았다. 내장 온도가 낮은 사람들은 면역력이 떨어지면서 몸이 냉하고 차다. 이러면 암세포가 생기기 좋은 환경이 된다.

피부를 자극하는 금실, 근육을 자극하는 금실

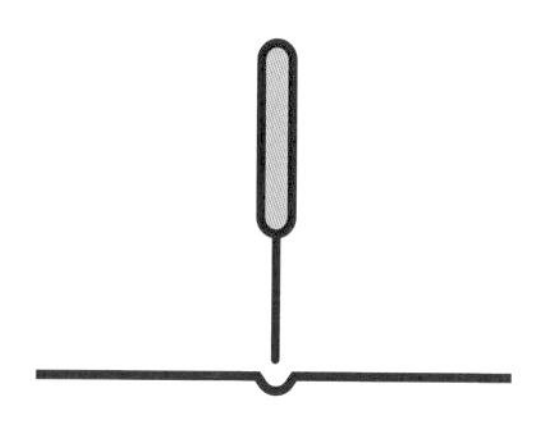

침은 자극을 통해 자생력을 길러 건강을 회복하고 유지하는 치료이다. 어느 부위에 얼마만큼의 깊이로, 그리고 어느 정도의 굵기로 시술하느냐 하는 것은 전문가인 한의사가 진찰을 통해 결정할 부분이다. 금침 시술도 마찬가지다. 환자의 몸 상태에 따라 적절한 길이, 적절한 굵기의 금실을 선택해야 하기 때문에 금침은 전문가인 한의사가 시술해야 한다. 가장 보편적으로 쓰는 금실의 굵기는 0.07mm와 0.13mm의 두 가지인데, 금실의 굵기가 굵을수록 자극이 강하고 효과도 뛰어나다. 가는 금실을 시술받고 나서 더 큰 효과를 원한다면 환자의 상태에 따라 좀 더 굵은 금실을 시술한다. 얼굴의 경우에는 진피층의 노화로 인한 잔주름을 개선할지, 전체적인 처짐을 개선할지 아니면 근육층을 자극할지에 따라 자입의 각도와 깊이도 달라진다. 상황에 따라 근육의 기시점(origin)이나 부착점(insertion), 인대, 힘줄 등에도 자입한다.

금실 매선침은 근육까지 자극한다

미용 목적으로 얼굴에 금침을 쓸 때는 관련된 모든 근육을 자극하기 위해 기본적으로 얼굴 전체 근육층을 자극하는 기초 공사를 먼저 해야 한다. 그리고 나서 중력에 의한 처짐, 굳어 있는 근육의 강직 상태, 잔주름, 자외선으로 인한 피부 노화 등 개선 목표에 따라 진피층이나 스마스(SMAS)층에 금침 시술을 한다. 근육층에서 분지된 모세혈관은 피부 아래의 진피층까지 뻗어 있어 피부 조직에 영양을 공급하는데, 만약 근육층이 굳어 있으면 진피층으로 혈액이 충분히 공급되지 않아 피부의 노화가 진행된다. 금침으로 근육층을 풀어주면 혈액 순환이 개선되어 진피층으로 더 많은 영양분들이 공급되기 때문에 피부 조직이 복구된다. 미용을 위한 금침은 근육층을 부드럽게 하는 것이 필수다(그림 2-3 참조).

금침 시술은 환자 개인의 상태에 따라 디자인해서 시술해야 한다. 기본적으로 근육결대로 침을 놓으면 에너지를 배가시키고, 근육결과 직각 방향으로 침을 놓으면 리프팅이나 축소의 역할을 한다. 얼굴 근육이든 몸통 근육이든 마찬가지다.

'회복탄력성'이라는 말은 신체의 건강에도 적용할 수 있다. 건강하다는 것은 전혀 병에 안 걸리는 상태라기보다 병에 걸리더라도 얼마나 빠르게 회복할 수 있는지를 말하는 것이다. 피부에도 지압, 마사지 등 일정한 자극을 주면 그 반응성이 살아난다. 그것이 피부 조직의 회복탄력성이다. 운동을 안 하면 근손실이 일어나지만, 반복되는 운동 자극을 주면 근육이 살아나고 튼튼해진다. 똑같은 운동을 하더라도 금침 시술을 받은 근육은 아주 빠르게 강화된다. 예를 들어 복근에 금실을 매선하고 윗몸일으키기를 해보면 훨씬 수월하게 할 수 있다. 이것이 근육 조직의 회복탄력성이다. 이러한 결과를 가지고 스포츠 선수들에게 적용하여 상해의 치유뿐만 아니라 한 단계 업그레이드된 몸 상태를 만들 수 있다.

금침이 피부 탄력을 되돌리는 법

피부세포는 방형 구조인데, 찌그러졌더라도 마름모 아니면 네모꼴로 돼 있는 사각형 구조다. 세포 조직 안에서는 세포와 세포가 이어지는 벌집 구조 형태가 된다. 그런 막성 구조에 금침을 놓을 때는 그물처럼 짜깁기 형태로 놓아 탄력성을 확보한다. 이럴 때는 깊숙이 자입하는 것이 목표가 아니라 막성 구조를 보강하는 것이 목표다. 피부 탄력 회복에 쓰이는 것이다.

50대 여성인 어느 뷰티 유튜버가 금침 시술 후기를 남긴 것을 보면 금침이 어느 정도로 피부 탄력을 회복시키는지 알 수 있다.

"얼굴에 120개의 금실로 근육을 활성화시켜 주는 기본 시술을 받았는데 참을 만했어요. 3개월 정도 지나자 생얼에 대한 자신감이 생겨나더라고요. 그때 정말 기분이 좋았어요. 생기 있어 보이고 달라졌다면서 주변에서 너무나 궁금해해요. 어느 정도 아픈지, 멍이 얼마나 오래 가는지, 부작용은 없는지, 자꾸 물어봐요.

피부 재생크림은 비싼 건 30만 원도 하는데 전에는 그걸 듬뿍 퍼 바르면 효과를 더 본다고 해서 자주 샀어요. 그런 소비를 감안하면 금실이 비싼 것도 아니라고 느끼고 있어요. 가성비가 좋은 거죠. 진피부터 근육까지 챙겨주는 화장품은 없으니까 금실이 최고인 것 같아요. 금실이 혈액 순환을 책임져 주니까 이제 기초는 영양크림 하나만 써도 충분해요. 선크림은 물론 발라줘야 하지만요."

3장

근육이 튼튼하면 늙지 않는다

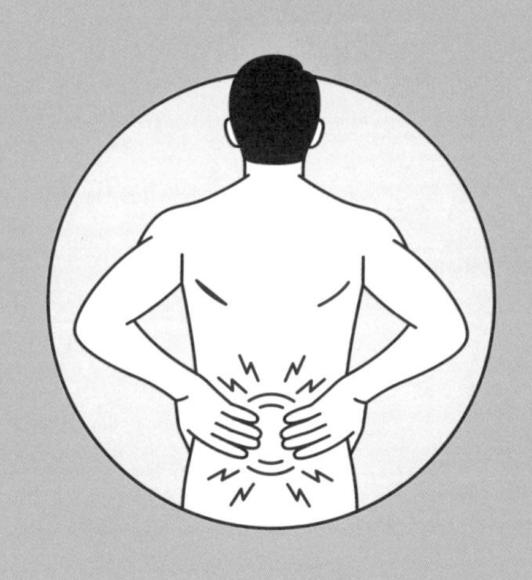

체중의 40%를 차지하는 근육이라는 장기
근육은 생명활동의 가장 중요한 기관
인대와 힘줄은 치료가 어렵다
몸으로는 표정과 감정을 나타낼 수 없다
나이가 들면 콜라겐, 엘라스틴이 무너진다
근육에 힘이 있어야 처짐이 없다
근육을 자극하면 소뇌가 자극된다
횡격막을 사용하면 호흡이 곧 운동이다
골반기저근을 강화하는 케겔운동
우리 몸의 기둥, 척추 주변 근육
통증 제어는 물론 소염, 항염, 재생까지

체중의 40%를 차지하는 근육이라는 장기

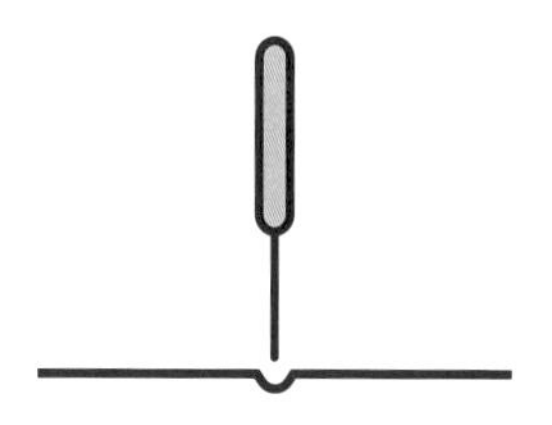

우리 몸의 근육에는 심장에만 발견되는 근육인 심근(cardiac muscle)이 있고, 위나 혈관 같은 내장이나 관을 둘러싸는 평활근(smooth muscle)도 있다. 그러나 대부분은 골격근(skeletal muscle)이다. 심근이나 평활근은 내 마음대로 조절할 수 없는 반면, 골격근은 내 의지에 따라 움직일 수 있는 수의근이다.

골격이 틀어지면 추나요법이나 도수치료를 받는 사람이 많다. 하지만 비뚤어짐이 맞춰졌다가 시간이 지나면 다시 비뚤어짐이 나타나는 것이 문제다. 사람은 누구나 자주 움직이던 패턴이 있고 그 습관이 바뀌지 않으면 결국엔 나아지지 않는다. 도수치료를 하면 딱딱했던 근육이 풀리고 몸이 제자리를 찾을 수 있지만, 문제는 시간이 지나면 다시 비뚤어진 상태로 되돌아간다는 것이다. 근육이 이미 한쪽이 짧아져 있는 상태일 때 지속적인 자극을 주지 못한다면 다시 비뚤어진 상태로 되돌아갈 것이다.

근육이 뼈를 잡고 있는데 근육이 움직이는 패턴이 비뚤어짐을 유발한다면 근육을 먼저 교정하는 것이 맞다. 근육이 균형을 찾으면 자연히 뼈도 균형을 잡을 것이다. 다만, 지속적인 자극을 줄 수 있을지가 관건이다. 고관절과 골반이 틀어져서 허리까지 틀어진 환자가 금침 시술로 허리가 곧게 펴진 사례가 꽤 있다. 금침이 지속적으로 근육의 균형을 바로잡아줘서 일시적인 효과가 아니라 지속적인 효과를 볼 수 있는 것으로 생각된다.

근육은 에너지를 만들고 저장한다

골격근은 근육세포인 근섬유(muscle fiber)들로 이루어져 있다. 근섬유들은 근내막(endomysium)이 감싸고 있고, 근육다발(근속)들은 근주막(perimysium)이 감싸고 있으며, 골격근 조직의 가장 바깥은 근외막(epimysium)이 감싸고 있다. 근내막, 근주막, 근외막을 합해 근막이라고 한다. 수축과 이완을 통해 움직임을 일으키는 주체는 근섬유들이지만, 이런 근섬유들을 감싸고 하

그림 3-1 근육의 단위는 근섬유다

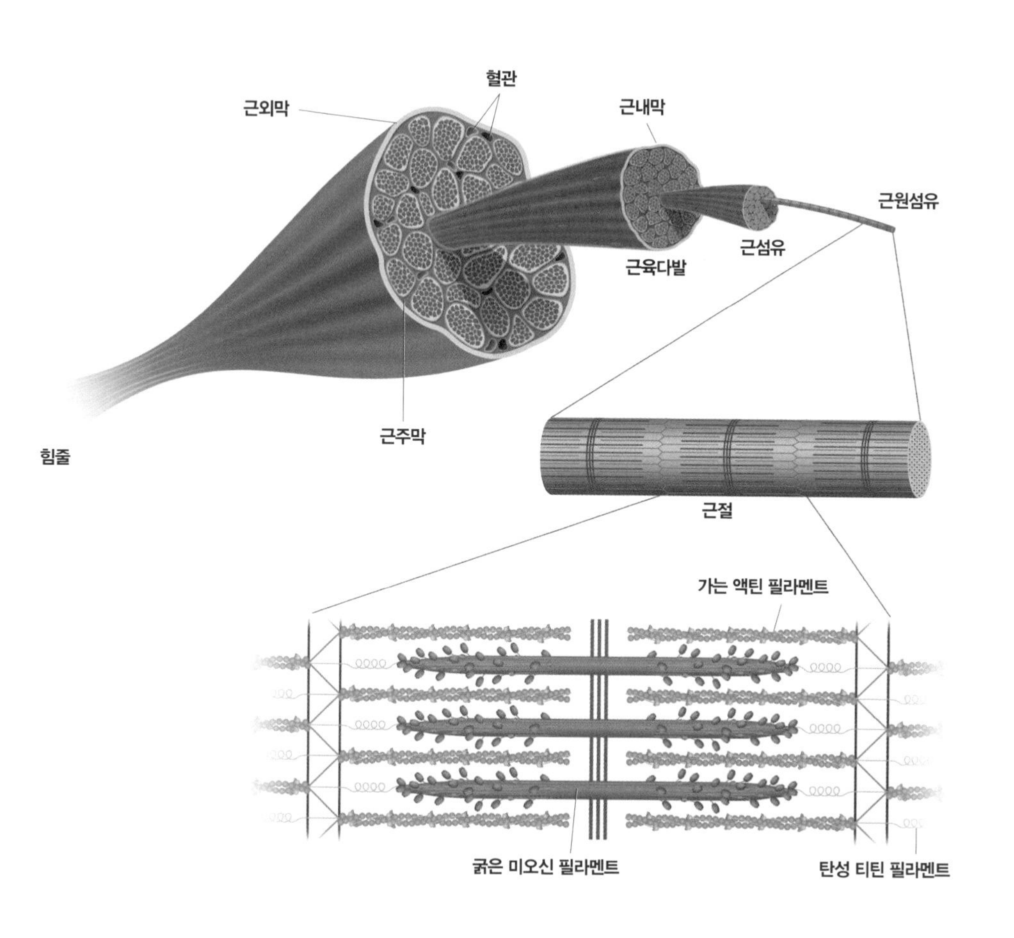

나로 묶어서 전체적인 힘을 발휘하게 하는 것은 근막 조직이다. 사실 근육은 결합 조직, 신경 조직, 혈관 조직까지 합쳐진 유기적인 기관이다.

근섬유의 내부를 살펴보면 가는 단백질 필라멘트와 굵은

단백질 필라멘트로 이루어진 수많은 근원섬유(myofibril) 다발이 있다. 현미경으로 보면 이것들은 밝고 어두운 띠처럼 보이는데, 이 띠들의 무늬는 반복되어 나타난다. 이 반복되는 무늬를 근절(sarcomere)이라고 하며, 하나의 단위라고 할 수 있다.

움직임은 근육의 수축과 이완을 통해 나타난다. 굵은 미오신 필라멘트가 가는 액틴 필라멘트 안으로 미끄러져 들어가는 교차결합이 근육이 수축하는 과정에서 일어나는 일이다. 근육이 수축하면 길이는 짧아지고 부피는 커지기 때문에 근육이 불룩해진다. 자극에 반응해 수축하는 과정이 반복되면 근육은 자극에 적응을 하고 전보다 근육은 강화된다. 근육세포(근섬유)는 근원섬유가 90%로 대부분을 차지하는데 이 수가 많을수록 근력은 세진다.

이렇게 세밀하게 근육에 관한 이야기를 하고 있는 이유는 근육은 그저 살덩이가 아니라는 말을 하고 싶어서다. 체중의 40%가량을 차지하는 근육은 하나의 장기라고 할 수 있다. 우리가 밥을 먹으면 몸속에서 바뀐 포도당은 세포 내 미토콘드리아에서 에너지원(ATP)으로 변환되어 근육에 저장된다. 자동차의 연료와도 같은 ATP 덕분에 우리는 생체활동에 필요한 에너지를 계속해서 공급받는다. 우리 몸이 움직이고 힘을 내게 해주는 장기가 바로 근육인 것이다.

근육이 과긴장하면 온몸이 아프다

나이가 들면서 동작이 둔해지는 것은 근육이 약해지기 때문이다. 근력이 떨어지면 생활의 활력도 떨어지고 무얼 하든 힘이 들고 생기가 없다. 우리 몸은 연결되어 있어서 척추나 몸의 한 부분이 균형을 잃었다면 몸 전체가 틀어지고 약해지기 쉽다. 허리가 아파서 요추에 문제가 있는 것으로 생각했지만 실제로는 고관절에 문제가 있는 경우도 많다. 55세의 한 남성 사례가 있다.

그는 허리가 아파서 한의원에서 침을 맞곤 했다. 침을 맞으면 하루이틀은 좋아지지만 문제는 다시 나빠진다는 것이었다. 장시간 누워 있다 일어나면 허리가 많이 뻣뻣해서 몸을 펴는 데도 시간이 걸렸다. 양반다리를 하고 식사를 하면 일어날 때 다리를 굽히기도 힘들고 펴는 데도 한참 걸려서 동행한 사람들이 기다려주곤 했다.

그는 허리가 아팠으며 등이 뻣뻣하고 장딴지가 잘 뭉친다고 했다. 게다가 고관절이 안 좋아서 걷는 것부터 불편했다. 사람들은 보통 허리가 아프면 엉덩이도 아프고 다리도 아프게 된다고 생각하는데, 오히려 반대의 경우가 많다. 고관절이나 무릎이 안 좋아서 삐딱한 자세로 걷다 보니 골반과 허리가 틀어지는 경우가 의외로 많다. 이 환자 역시 마찬가지였다. 운동적인 측면에서 전체를 봐야 상태를 정확히 알 수 있다. 그는 양쪽 고

관절이 모두 굳어 있었는데, 병원에 가서 허리가 아프다고 하면 허리만 보는 경우가 많아서 근원적인 치료가 안 되고 통증에 대한 대증요법만 시도되었던 것이다.

그는 고관절 긴장과 허리 통증을 함께 해결하기 위해 금침 시술을 받았다. 고관절에 먼저 금침을 맞고, 요추 양옆을 따라 근육을 강화시키기 위한 금침을 맞았다. 엉덩이 쪽의 중둔근, 대둔근을 관통하는 금침도 함께 맞았다.

그는 평소에 많이 못 걸었고 걸을 때도 오른쪽 다리를 약간 불편하게 걸었다고 하는데, 시술 후 지금은 거의 정상적으로 걷고 있다. 산에 가는 것도 무리라고 해서 등산도 피해왔지만, 이제는 둘레길 걷기에 관심을 보이고 있다.

걷는 게 많이 편안해진 환자는 다시 보름쯤 후에 어깨 부위의 불편함을 개선하기 위해 2차 시술을 받았다. 골격계는 하나가 안 좋으면 줄줄이 좋지 않은 영향을 주는데, 이 환자도 관절이 전반적으로 약해져 있었던 것이다. 그리고 이틀 후에는 등도 편안하지 않다고 해서 흉추 쪽 강직을 풀어주기 위한 시술을 받았다. 척추 후관절 사이사이에 금침이 들어가면 효과는 탁월하다. 정확한 위치를 찾기가 힘들기 때문에, 금실을 넣기 전에 일반 침을 먼저 꽂아놓고 각도를 찾은 다음에 같은 자리에 금실이 들어가도록 하면 된다. 기립근은 물론 다열근 끝까지 금실이 들어가서 속근육을 자극했기 때문에, 뼈와 뼈 사이에 있는 극간인대를 풀어줄 수 있었다. 시술 난이도는 높았지

그림 3-2 척추의 등쪽으로 후관절이 위치한다

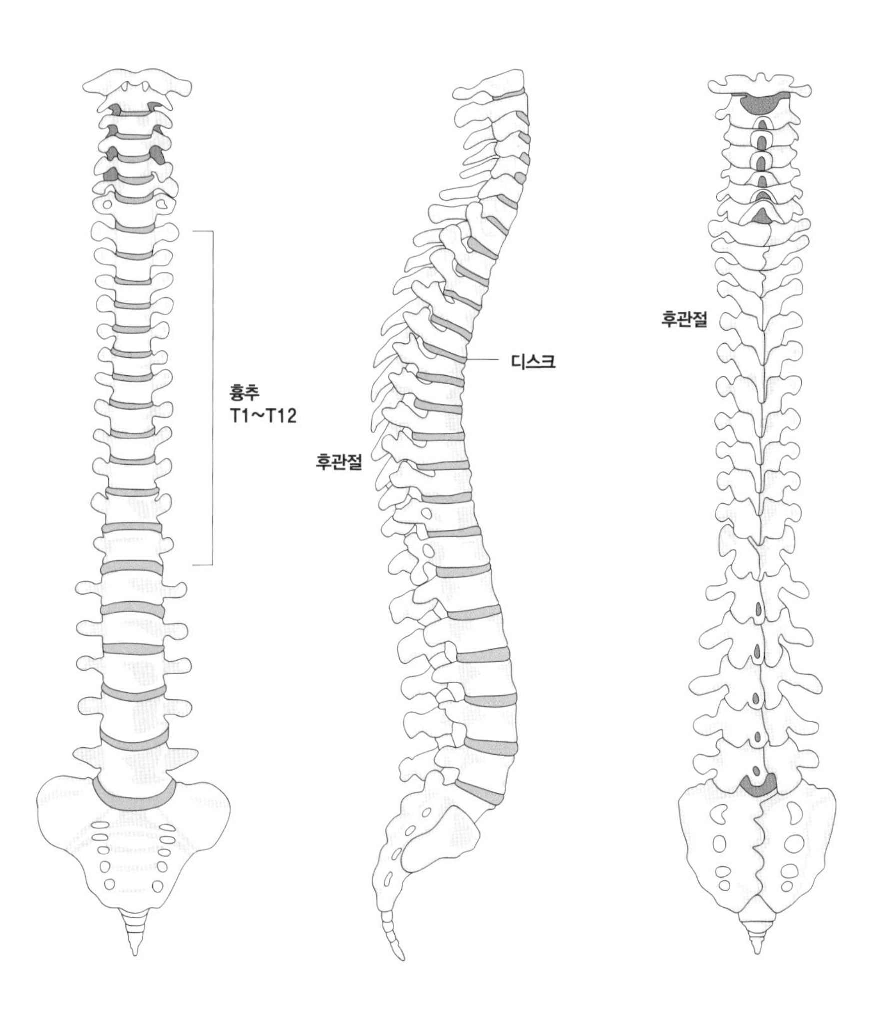

만 효과는 매우 좋았다.

만족도가 높았던 이분은 한 달 후 다시 내원해서 종아리에 금침 시술을 받았다(3차). 걷는 게 늘상 불편하다 보니 종아리 근육이 언제나 긴장 상태로 있었고 쥐가 나서 불편한 일도 자주 있었다고 한다. 게다가 스스로 금침 효과를 크게 느꼈던 터라 얼굴에도 욕심이 난다며 시술을 받고 싶어 했다. 전반적으로 몸이 좋지 않다 보니까 얼굴 혈색이 그리 좋지 않았는데 4차로 얼굴에 시술을 진행했다. 다른 사람들에 비하면 얼굴의 동안 효과는 확연할 정도는 아니었는데, 혈액 순환이 좋아져 머리도 맑아지고 눈도 밝아지면서 삶의 질이 올라갔다고 아주 만족해했다.

근육은 생명활동의 가장 중요한 기관

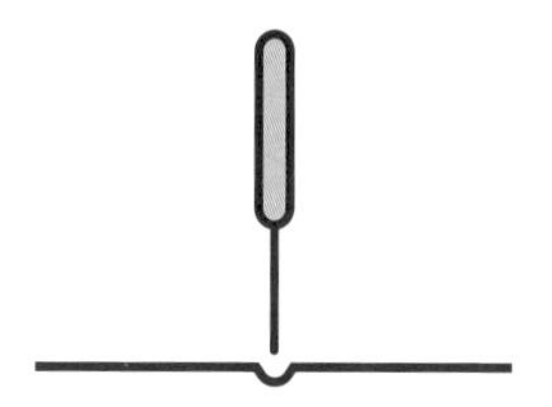

1차적으로 근육이라는 것은 내 몸이 외부의 자극을 받아서 반응하는 가장 주된 기관이다. 일단 자극이 주어지면 그 환경에 적응하기 위해서 내 몸이 반응하는 처음이자 끝인 기관이 근육이다.

자극이 주어질 때 뇌에서는 예전에 기억돼 있던 정보들을 바탕으로 어떻게 대응할 것인지 생각하고 판단한다. 그 결과로 근육은 움직임을 만들어낸다. 근육의 움직임은 한마디로 표현하면 말과 행동이다. 말은 입을 여닫고 성대를 떨게 하고 혀를 놀려서 나타나는 근육의 반응이다. 팔다리를 움직이고 날아오는 벌레를 피하는 등의 근육 움직임은 행동으로 나타난다.

삶이란 다양한 자극에 반응하는 것

우리 몸은 근육을 잘 사용하기 위한 시스템을 갖추고 있다. 급박한 상황에 근육이 사용될 때는 자율신경과 호르몬 대사에 변화가 일어난다. 많은 정보를 받아들이기 위해서 동공을 확대하고 아드레날린(에피네프린)을 분비시켜 근육에 자극을 전달한다. 근육에 혈액을 많이 보내야 하기 때문에 혈압과 심박수를 올리고, 말초혈관(모세혈관)을 수축시킨다. 또 더 많은 산소를 가져가기 위해 호흡수를 증가시킨다. 소화시켜 에너지를 만들 여유가 없기 때문에 내장기관의 활동을 줄이고 근육으로 많은 혈액을 보낸다. 이 모든 것이 근육을 잘 사용할 수 있는 환경을 마련하는 것이다.

근육은 나이가 들면 그 질이 나빠진다. 우선 수분 함유량이 떨어지기 때문에 근육이 질겨지고 메말라간다. 유연성 감소까지 일어나 손상을 잘 입기 때문에 회복도 잘 안 된다. 근육 속에 있는 모세혈관도 좁아들면서 수량이 감소하는데, 이것은 좋은 영양소의 운반이 적어지며 노폐물 배출도 원활하지 않다는 것을 의미한다. 결과적으로 혈액 순환이 전반적으로 점점 잘 안 되고, 신진대사(물질대사)까지 떨어진다. 이것이 노화의 과정이다.

뇌에서 받아들이는 자극 정보는 세 가지로 나눌 수 있는데, 첫째는 오감(眼耳鼻舌身)과 관련된 외부 자극, 둘째는 혈압, 혈

그림 3-3 우리 몸은 오감과 고유수용성 감각에 따라 반응한다

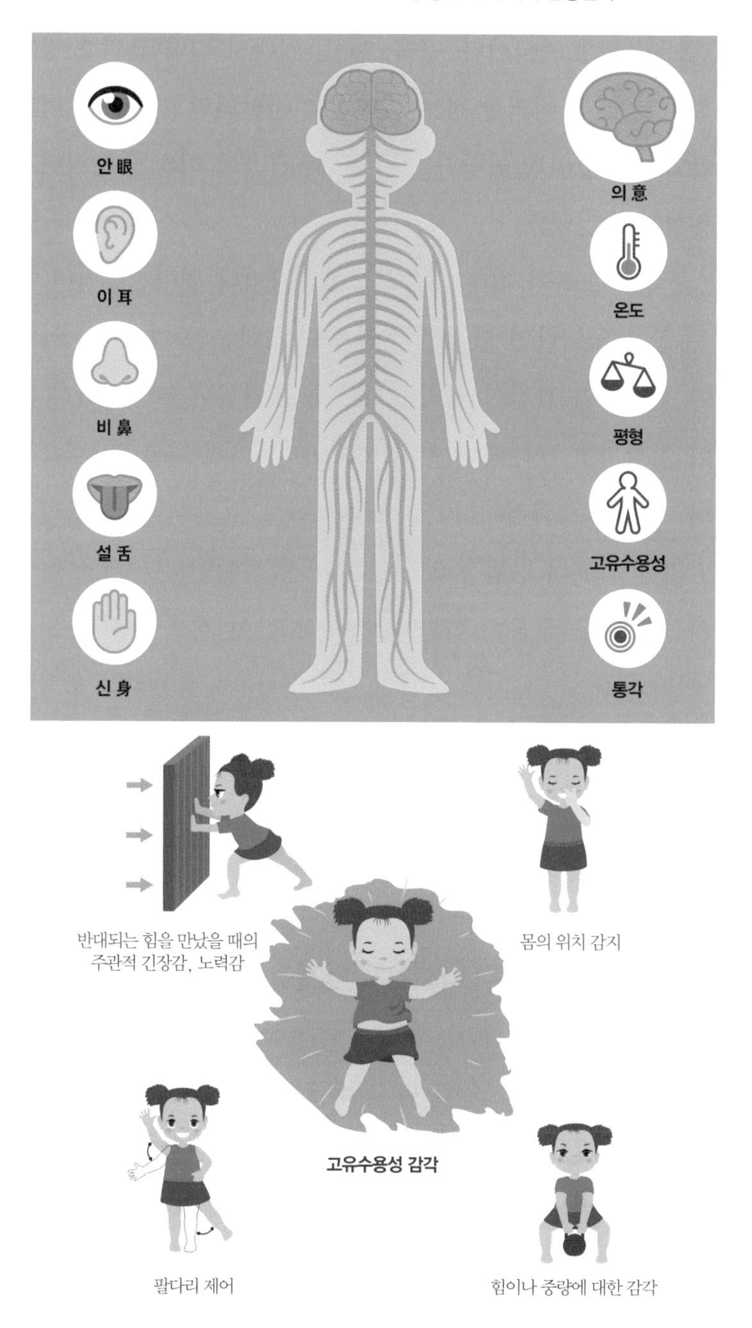

당, 장의 움직임 등 자율신경계에서 올라가는 내부 자극, 셋째는 고유수용성 자극이다. 근육, 힘줄, 인대의 길이나 긴장 정도 등을 말하는데, 이러한 정보들이 뇌로 전달되면 기존의 기억과 결합되어 통합이 일어난다. 이를 통해 근육이 어떻게 움직여서 반응할지 결정한다.

근육에 노화가 진행되면서 늘어난다거나 찢어진다거나 하는 손상이 일어나면 인대나 관절에도 영향을 준다. 이런 악영향이 누적되면 관절이 딱딱해지는데, 유연성이 떨어지면서 칼슘이 침착되고 뼈대에 변형이 일어난다. 이게 바로 퇴행성 질환이 생성되는 과정이다. 그래서 노화로 인한 퇴행성 질환을 예방하는 최고의 방법은 근육을 자꾸 움직이면서 근력을 향상시키는 운동을 꾸준히 하는 것이다. 시간이 흐르면 뼈의 노화는 어떻게 해도 막을 수 없지만, 근육은 내가 정상적인 움직임을 반복함으로써 노화의 진행을 충분히 늦출 수 있는 유일한 기관이다.

더 아프지 않게, 더 약해지지 않게

근육의 자연적 노화는 마치 명태의 다양한 가공 상태와도 같다. 생생하던 생태가 반건조 코다리가 되었다가 황태가 되는 과정인 것이다. 근육이 메마르고 약해지면 통증과 기능 장애를 유발하기 때문에 문제를 일으킨다. 근육이 단단해지고 쥐가 나거나 저림 증상이 나타나기도 한다. 혈액 순환 장애로 손발이 찬 증상이 나타나기도 하고, 감각 둔화, 운동능력 감소 등의 증상도 생긴다. 늙어가는 것은 어쩔 수 없는 일이지만 우리가 목표로 할 수 있는 것은 최대한 노화 현상을 늦추면서 죽을 때까지 수술하지 않고 통증을 다스리면서 기능 개선을 하는 것이다. 황태를 생태로 만들 수는 없지만, 더 이상 메마르지 않게 할 수는 있다.

치료는 세 가지 방향으로 이루어진다. 첫째, 입과 코로 들어오는 것을 관리하는 것인데, 이것은 맑고 깨끗한 하늘의 기운(天氣)과 땅의 기운(地氣)을 받아들이는 것이다. 하늘의 기운은 대표적으로 공기를 꼽을 수 있다. 폐에서 이루어지는 외호흡을 통해 산소(O_2)라는 맑은 기운을 몸속으로 갖고 들어오는 것이다. 땅의 기운은 땅에서 나온 먹을거리들을 의미하며, 위장관이 받아들여 포도당으로 만든다. 세포에서 이루어지는 내호흡 과정에서 산소와 포도당을 이용해 에너지를 얻고 이산화탄소(CO_2)와 물을 배출한다.

둘째, 영양소를 받아들이고 노폐물을 잘 배출하기 위해서 혈액 순환을 원활하게 만들어야 한다. 이것은 혈관을 튼튼하게 하고 건강한 근육을 유지하면서, 자율신경 조절과 호르몬 대사를 잘 살펴야 가능한 일이다.

셋째, 스트레스 관리가 잘 이뤄져야 한다. 외부 자극에 대한 감정을 조절하도록 다스리는 법을 단련해야 하는데, 여기에 문제가 생기면 화병이 생기기도 한다. 우울증, 분노조절 장애 등으로 대인관계에 곤란을 겪거나 딱히 병적 이상이 있는 것이 아닌데도 이유 없이 아픈 신체화 장애가 나타나는 경우도 있다.

이 세 가지 중에서도 가장 중요한 것은 생명활동의 가장 기본적인 기관인 근육을 강화시키는 것이다. 그 방법으로는 금침이 탁월한 효과를 발휘한다. 그러므로 피부 진피층보다는 근육층에 금실을 매선하여 지속적인 자극을 주는 것은 당연하다. 근육층에는 모세혈관이 가장 많이 분포돼 있기 때문에 혈액 순환 측면에서도 중요하다.

인대와 힘줄은 치료가 어렵다

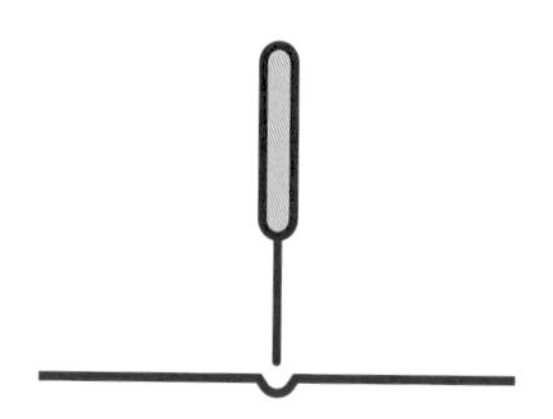

하이힐을 신고 걷다가 발목을 삐었다는 환자들이 많다. 이것은 발목이 순간적으로 관절 가동 범위를 넘어섰기 때문에 발생하는 일이다. 관절이 원래 움직일 수 있는 범위를 벗어나 순간적으로 과도하게 움직이면 발목이 접질려 인대나 근육에 손상이 일어나는데, 이것을 염좌(sprain)라고 한다.

뼈와 뼈 사이의 관절을 연결하는 인대가 발목이 접질리는 순간에 찢어지면, 피도 나오고 체액이 고여 붓기도 한다. 열감이나 부종이 있을 때 흔히 찜질을 많이 하는데, 이때 염증과 부종이 없어질 때까지는 절대 온찜질을 하면 안 된다. 처음부터 온찜질을 하면 오히려 출혈이나 부종을 악화시킬 수 있기 때문에 손상이 어느 정도 회복될 때까지는 냉찜질을 해야 한다.

인대 손상이나 힘줄에 염증이 생기면 낫기도 힘들지만, 관절이 안정성을 잃게 되어 재발하기도 쉽다. 발목 염좌의 경우에는 주로 외측인대를 다치기 때문에 이 인대의 기능을 도와주기 위해 비골건 강화운동을 한다든지 별도의 노력이 필요하다.

좀처럼 안 낫는 인대나 힘줄의 회복

인대(ligament)와 힘줄(tendon)을 정확하게 구분할 수 있는 환자들은 의외로 많지 않다. 인대는 뼈와 뼈를 연결하는 섬유 조직이며, 힘줄은 근육이 뼈에 붙기 위해 연결된 조직이다. 관절 구조에서 인대가 가장 안쪽에 위치해 있는 반면, 힘줄은 가장 바깥쪽에 위치한다. 인대는 수축성이 없으며 갑자기 늘어나면 찢어질 수 있는데, 인대가 손상되면 우리는 '삐었다'고 말한다.

힘줄은 골격근의 장력(당기는 힘)을 뼈로 전달함으로써 관절의 움직임을 돕는다. 힘줄은 콜라겐과 엘라스틴이 포함된 결합조직이며, 겉으로는 근막에 둘러싸여 보호된다. 그러나 힘줄에도 과부하가 걸리거나 과사용하면 건염이 발생한다.

인대나 힘줄에 손상이 생기면 치료를 해도 잘 낫지 않는데, 그 이유는 인대나 힘줄 조직에는 근육과 비교해 상대적으로 혈관이 적어서 재생인자 공급이 어렵기 때문이다. 이럴 때는 인

그림 3-4 인대는 뼈와 뼈를, 힘줄은 뼈와 근육을 연결한다

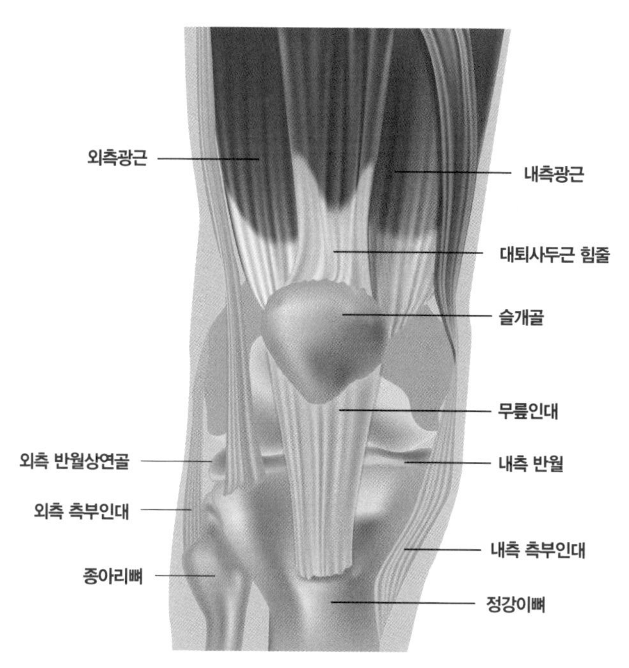

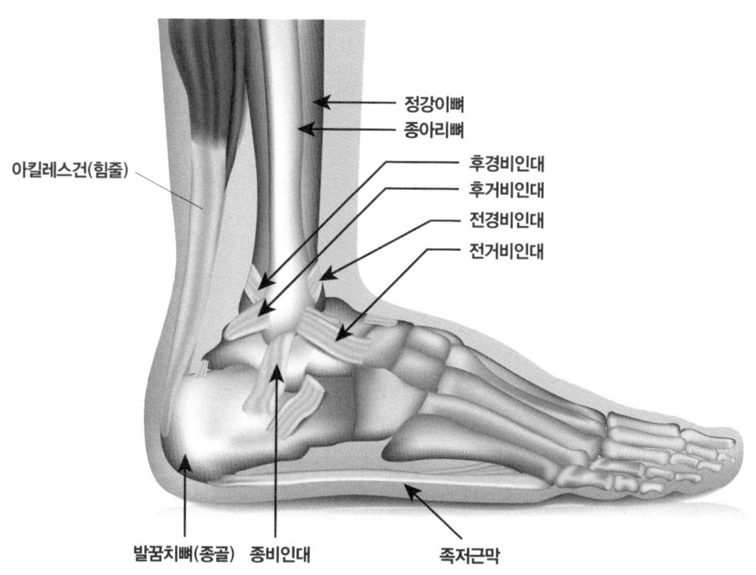

대나 힘줄 주변에라도 혈액 공급이 잘 될 수 있도록 치료의 방향을 잡아야 한다. 한의학의 침 치료는 그런 면에서 효과가 좋다. 유착된 조직에는 도침(刀針)을 쓰는 경우도 있지만, 약실 매선이나 금침이 많이 쓰인다.

세포나 조직 단위에서는 자극과 그에 대한 반응이 계속 살아 있으면 건강한 상태라고 할 수 있다. 자극도 없고 그에 대한 반응도 없는 것은 건강하지 않은 상태, 노화된 상태다. 그래서 우리는 운동과 같은 자극을 끊임없이 지속해야 건강한 상태를 유지할 수 있다. 금침의 또 다른 쓰임은 자극을 통해 인대, 신경 등에 탄력성을 회복시켜 주는 것이다.

근육이 상하면 인대와 관절이 상한다

뼈와 뼈를 연결해 관절을 형성하는 인대는 수축할 수 있는 조직이 아니기 때문에 자극에 대해 움직임으로 반응할 수 있는 곳이 아니다. 관절이 과도하게 늘어나는 것을 방지하는 역할을 하는데, 최대로 늘어날 수 있는 한계까지 늘어나면 팽팽해져서 더 이상 움직일 수 없도록 고정시킨다. 그러나 한계를 넘어서면 찢어진다. 근육이 찢어지면 쉽게 회복되지만 인대가 찢어지면 치료가 잘 안 된다. 인대에는 혈류가 적기 때문이다.

병원에서 받을 수 있는 치료법은 인대강화주사가 유일하다

그림 3-5 협착증과 골관절염

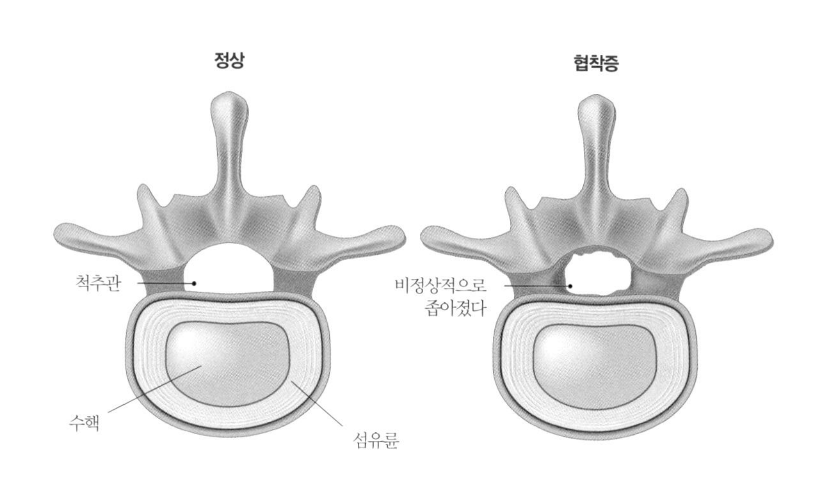

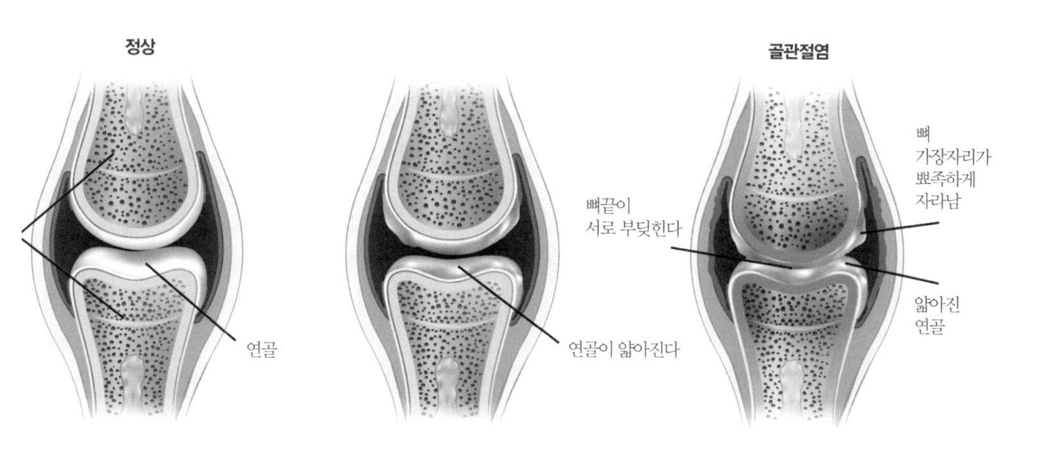

고 할 수 있다. 성분은 5% 농도의 포도당인데, 염증 반응을 일으켜서 결과적으로 재생을 유도한다. 같은 기전의 치료로 한의학에서는 봉침(벌침)이나 금침이 있다. 침 자극으로 인대 주변에 혈액이 몰리게 하는 것이다. 그 외에는 손으로 지압하며 자극을 주는 방법(friction technic)이 있다.

노화로 인해 근육, 힘줄, 인대가 정상적인 작용을 못하면 관절도 정상적으로 움직일 수가 없다. 비정상적인 관절의 움직임이 누적되면 힘줄과 인대가 스트레스를 받아 미세손상이 계속해서 일어난다. 그러면 우리 몸은 관절을 안정화시키기 위해 힘줄과 인대가 뼈에 붙는 부착부에 칼슘 등을 침착시켜 관절을 딱딱하게 만든다. 이 때문에 관절은 점점 유연성을 잃어간다. 또 염좌로 인해 인대가 부분적으로 파열되면 치유 과정에서 유착이 일어나 인대는 점차 굵어지면서도 탄력성은 점점 감소한다.

인대가 딱딱해지면서 관절도 딱딱해지는 상태가 진행되면 골극이 자라난다. 비정상적으로 생겨나 뾰족하게 돌출된 부분이 커지는 것이다. 척추뼈 뒷부분의 척추관에 골극이 생기면 척추관이 좁아지고 신경이 눌리면서 나타나는 증상이 척추관협착증이다. 이러한 관절의 노화는 고관절, 무릎관절, 손가락이나 발가락 등에 관절의 변형을 일으키기도 한다(퇴행성 관절염, 다른 말로 골관절염).

몸으로는 표정과 감정을 나타낼 수 없다

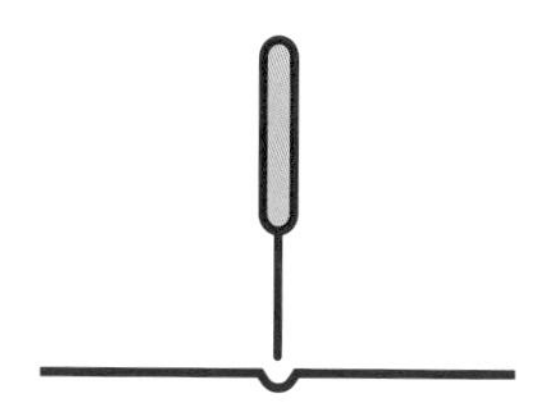

근육이 뼈와 뼈를 연결해서 관절의 움직임을 만들어내면 우리는 '행동'을 할 수 있다. 우리 몸의 근육 중에 내 의지대로 움직일 수 있는 근육은 골격근뿐이다.

골격근 중에서도 몸통근육은 한 개의 관절을 움직이는 것이 있는가 하면(one joint muscle), 두 개의 관절을 움직이는 것도 있다(two joint muscle). 그리고 세 개 이상의 관절을 움직이는 것도 있다. 가슴과 팔은 연결되어 있는데, 예를 들어 대흉근은 갈빗대를 통해서 어깨뼈와 연결되어 팔을 움직인다. 대흉근이 움직이기 위해서는 많은 관절이 관여한다.

또 일명 '파워 근육'이라고 하는 광배근(활배근)은 허리 위

그림 3-6 활배근은 파워근육이다

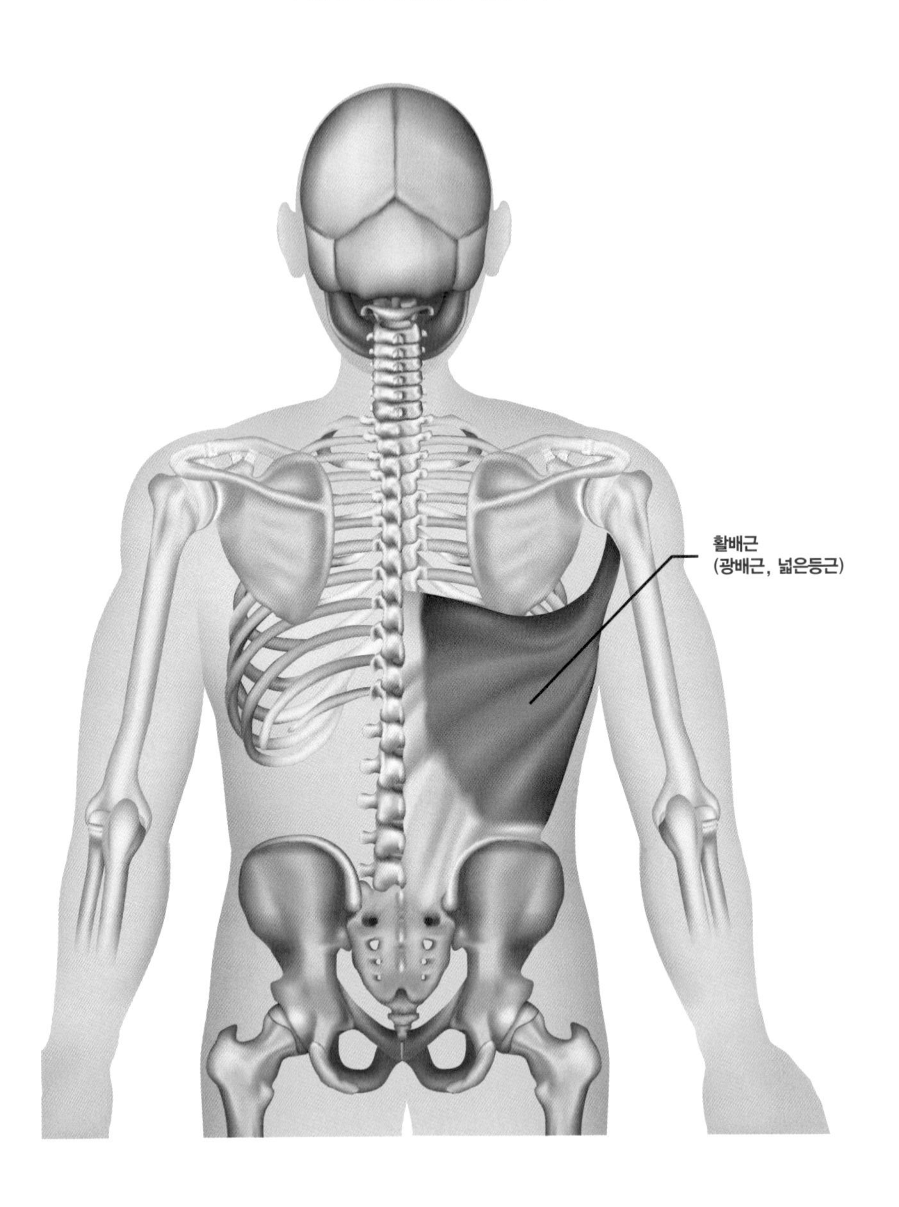

쪽으로 붙어 있는데, 갈빗대는 물론이고 위팔뼈 쪽으로도 붙어 있다. 장작을 팰 때 이 광배근을 사용하는데 요추까지 포함해서 수십 개의 관절들이 관여한다. 광배근을 사용하기 위해서는 뼈마디마다 붙어 있는 근육들을 모두 안정화시켜야 안전하게 움직일 수 있다. 이소룡같은 몸을 만들겠다고 헬스클럽에서 광배근 운동을 하는 사람들이 많은데, 적절한 자세와 방법을 익히지 않으면 부상당하기 십상이다.

항문괄약근, 요도괄약근, 식도괄약근처럼 뼈에 붙지 않는 근육도 있는데, 이것은 자율신경의 영향을 받는다. 한편 얼굴에 있는 근육은 골격근이나 괄약근과는 다른 작용들이 있다. 씹는 작용을 하는 저작근을 제외한 대부분의 얼굴 근육들은 스마스(SMAS)층이라는 섬유성 격막 체계(표층근건막체계)와 연계하여 표정을 만들어낸다. 성형외과에서 안면거상술 상담을 받아본 사람이라면 스마스층을 당겨야 주름을 없애는 효과를 제대로 볼 수 있다는 설명을 들어봤을 것이다. 스마스층이 중요한 이유는 피부층과 근육층을 연결시키는 중재자 역할을 하기 때문이다.

씹고 말하는 저작근, 마음을 드러내는 표정근

얼굴 근육에도 골격근이 있는데, 가장 대표적으로 저작근이 있다(그림 2-2 참조). 저작근을 사용하면 턱을 여닫고 전후좌우로 움직일 수 있다. 측두근, 교근, 내익상근(내측익돌근), 외익상근(외측익돌근)으로 크게 네 가지가 있는데, 씹고 말할 때 움직이는 근육이다. 이 네 개 근육이 얼굴 좌우 비대칭을 만들어내는데 가장 큰 영향을 주는 근육이다. 저작근의 움직임에 따라 하악골(아래턱뼈)이 왼쪽으로 틀어지거나 오른쪽으로 틀어지기도 하고, 앞으로 나와서 주걱턱이 되기도 한다. 아마도 하루에 10만 번 이상 사용할 것이다. 그 정도 움직임이라면 평소의 습관이 턱관절 장애와 통증을 유발한다고 해도 이상할 것이 없다.

턱에도 디스크가 있는데, 하악골과 측두골(관자뼈) 사이를 연결하는 턱관절(TMJ)에 디스크(articular disc)가 있다. 이 부분이 손상되면 치명적이라서 치료가 매우 어렵다.

얼굴 처짐에 대한 치료를 할 때는 측두근이 중요한데, 다른 저작근과 하악골에 모두 영향을 주기 때문에 미용침술에서는 측두근을 기본적으로 잡아주지 않으면 처짐을 개선할 수 없다.

저작근 외에 얼굴에 있는 근육은 모두 표정을 만들어낸다는 특징이 있다. 웃는 표정, 화내는 표정, 우울한 표정 등 감정과 마음은 얼굴 근육을 통해 겉으로 드러난다. 특정 감정이 생겨날 때 몸통 근육도 일정한 움직임이 있긴 할 것이다. 얼굴은 웃고 있지만 몸은 긴장하고 있을 수도 있다. 그러나 그것만 보고 타인이 감정을 알아차리기는 힘들 것이다. 하지만 얼굴 근육은 표정을 통해 감정이 바로 드러난다. 얼굴 근육과 몸통 근육이 같은 감정의 움직임을 취하고 있다면 감정 표현은 더욱 자연스러울 것이다.

함께 움직이며 표정을 만들어내는 근육

얼굴의 표정근육들은 세트로 움직인다는 특징이 있다.

얼굴에는 동그란 모양의 근육 두 개가 있는데, 눈 주변의 안륜근과 입 주변의 구륜근이다. 구륜근을 중심으로 붙어 있는 근육군들, 안륜근을 중심으로 붙어 있는 근육군들, 코 주변에 붙어 있는 직선 모양의 근육군들을 합하면 40여 개가 된다. 이런 근육들은 함께 움직여 얼굴의 표정이 만들어진다. 얼굴의 피부와 표정들은 외부로 드러나 있고 자기 자신을 표현하는 가장 강력한 수단이므로 사람들은 예뻐지고 싶을 때 항상 얼굴에 공을 들인다.

약실 매선이나 금침으로 얼굴 처짐과 주름을 개선하는 시술을 할 때, 세트로 움직이면서 서로 영향을 주는 얼굴 근육을 효과적으로 잡아주기 위해서는 근육층부터 자극을 주어야 한다. 예를 들어 입술 옆에 있는 지창(地倉)혈에서 턱뼈 부근의 협거(頰車)혈까지 투과하면 입술과 뺨 주위의 여러 근육들이 한꺼번에 자극된다. 그래서 얼굴 미용침에서는 9cm짜리 장침을 사용하는 경우도 많다.

얼굴에 주름과 처짐이 나타나는 가장 기본적인 원인은 중력과 노화다. 나이가 들면 피부 탄력이 중력의 영향에 더 이상 버텨내지 못하고 주름을 만들어낸다. 근육량이 감소해서 스마스(SMAS)층의 지지가 약해지면 입가의 팔자주름, 그 아래 마리오네트 주름, 눈꼬리 처짐, 턱밑살 처짐 등이 나타나기 시작한다. 주름과 처짐을 완화하기 위해 금침으로 근육을 자극해 근력을 강화하면 다시 콜라겐과 엘라스틴을 재생시켜 근육을 쫀쫀하게 만들 수 있다. 얼굴 근육에 사용하는 금침은 기미와 피부결을 개선하고 미백 효과를 가져오기도 한다. 또 금침은 뭉친 근육을 풀어주고 혈액 순환의 개선을 가져온다.

미간주름, 콧등주름, 입술에 세로로 생기는 고양이주름, 눈가의 까치발주름, 교근의 과사용으로 인한 사각턱 등은 근육을 반복해서 많이 사용함으로써 나타나는 변화다. 이것들은 모두 습관적으로 짓는 표정 때문에 근육의 긴장이 심해져서 나타난다. 보톡스 시술은 근육을 마비시키기 때문에 처음에는 효과를 보는 것 같겠지만, 반복해서 맞다 보면 결국엔 근육이 메마르고 위축되어 촉촉한 생태가 아닌 말라빠진 황태처럼 돼버린다. 근육이 질겨지는데도 건강하지 못하고 약해진 상태가 된다.

나이가 들면 콜라겐, 엘라스틴이 무너진다

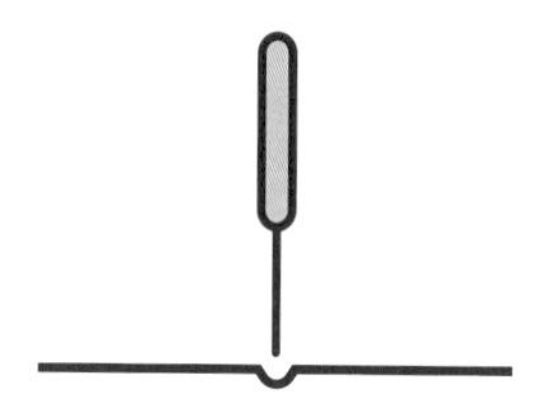

나이가 50인데도 40세처럼 보이는 피부, 나이가 40인데도 30세처럼 보이는 피부, 누구나 그런 동안을 꿈꾼다. 우리 몸의 세포들은 각 조직마다 일정한 재생과 소멸의 과정을 거치는데, 피부 재생 주기는 일반적으로 28일이라고 알려져 있다. 피부세포 주기는 사람에 따라 건강 상태에 따라 달라질 수 있지만, 이 재생 주기가 잘 유지된다면 피부세포의 재생 능력이 잘 작동하고 있는 것이다. 많은 기능성 화장품들이 28~30일 집중 프로그램으로 되어 있는 것도 이 피부 재생 주기 때문이다. 그런데 나이가 들면 재생 능력이 떨어지고 피부 재생 주기가 점점 늦춰지면서 각질층이 두꺼워지고 피부는 칙칙하고 거칠어진다.

그림 3-7 근육에서 생겨난 피부세포는 표피층까지 28일을 산다

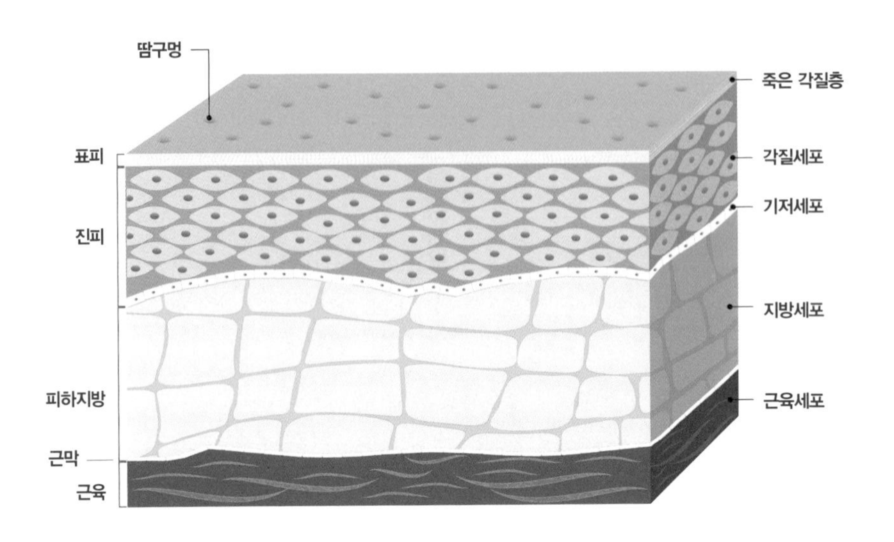

피부세포는 근육에서 생겨나 근막을 지나 피하지방층으로 올라와서 진화한다. 그리고 진피층에서 왕성한 활동으로 모세혈관을 통해 산소와 영양을 만들며 표피층으로 밀려 올라간다. 표피층에서는 다섯층을 거치는데, 각질층에서 떨어져 나가는 마지막 순간까지 피부보호막 역할을 충실히 수행한다.

노화는 지방층에도 영향을 준다

지방은 비만인 사람에게는 없애버리고 싶은 부위겠지만,

과하지 않은 일정량의 지방은 우리 몸에 꼭 필요하다. 피하지방층은 근육층과 피부층 사이에서 마찰을 방지하기 위한 쿠션 역할을 하며 압력을 분산시키고, 외부로부터 충격을 완화시켜 근육과 장기와 뼈를 보호해 준다.

피하지방층은 진피에서 내려온 섬유가 엉성하게 결합되어 형성된 망상 조직으로, 그 사이사이에 벌집 모양으로 많은 수의 지방세포가 자리하고 있다. 지방과 물로 채워져 있는 피하지방층은 에너지를 저장하고, 몸속 열기를 보전하면서 바깥 열을 차단함으로써 체온을 조절한다.

지방층은 성별에 따라 연령에 따라 지방이 쌓이는 두께가 다른데, 여성은 월경 주기에 의한 호르몬 변화에 영향을 받는다. 여성의 복부는 피하지방형으로 아랫배, 엉덩이, 넓적다리 부위에 지방이 많이 축적되는 특징이 있으며, 남성의 복부는 내장지방형으로 윗배가 불룩한 특징이 있다.

나이가 어릴 때는 살이 찌면 지방세포의 수가 많아진다. 그러나 나이가 들어서 살이 찌면 지방세포 자체가 커진다. 지방세포가 커지고 피하지방층이 꽉 들어차면서 셀룰라이트가 생겨났다면, 이것을 없애고 순환시키기 위한 조치가 필요하다. 금침에서는 근육층까지 금실을 넣는 것을 선택한다.

노화로 인해 피하지방이 감소하면 피부가 얇아진다. 자외선도 영향을 미치는데, 광노화로 인해 진피층의 콜라겐과 엘라스틴이 해를 입어 피부에 주름이 생긴다. 피하지방층은 수분

그림 3-8 콜라겐과 엘라스틴이 약해지면 주름이 생긴다

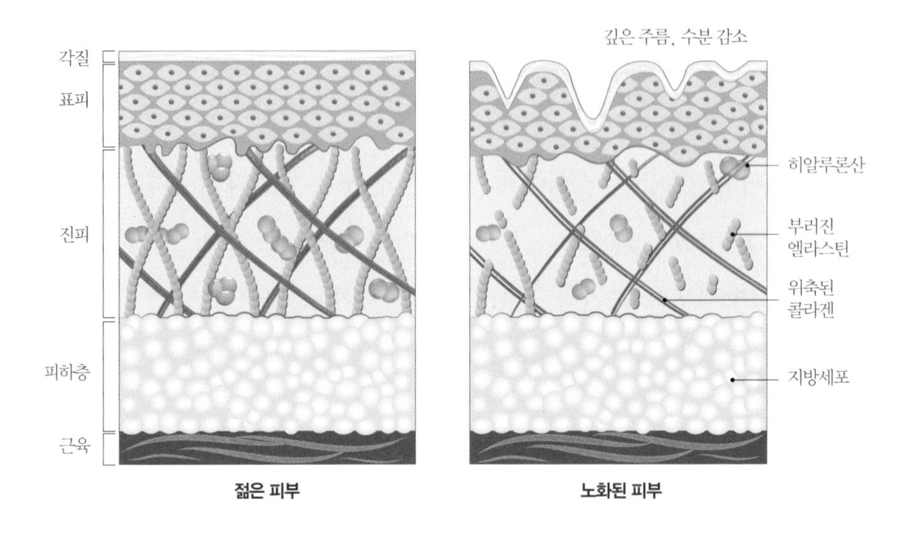

증발을 방지하고 에스트로겐을 저장하는 역할도 하는데, 지방층이 줄어든다면 피부는 거칠어지고 여성들도 내장지방형으로 바뀔 수 있다. 게다가 주근깨, 기미, 잡티와 같이 색소 침착도 일어날 수 있다.

나이가 들고 자외선에 노출되면 피하지방세포 내에서 지방을 만들어내는 효소를 억제하고 지방 생성을 방해한다. 따라서 전체 피하지방량은 점점 줄어들게 된다. 이렇게 되면 피하지방층에 저장되지 못한 지방산들이 혈액 속에 그대로 있기 때문에 고지혈증, 심근경색 등의 위험에 노출될 수 있다.

진피층이 무너지면 탄력이 떨어진다

진피층은 모세혈관, 림프관, 땀샘, 모근 등 여러 가지 중요한 기관들이 위치해 있는 곳이다. 피부 탄력과 수분을 유지하는 층으로, 굵고 응집된 형태의 교원섬유(콜라겐), 그물망 사이에 탄력섬유(엘라스틴)가 연결되어 있다. 더 세부적으로 나누면 표면 쪽의 유두층과 더 안쪽에 있는 망상층으로 구성된다.

진피층의 콜라겐은 피부에 탄력성과 신축성을 갖게 해주며, 엘라스틴은 변형된 모습이 원래의 모습으로 되돌아오도록 탄력성을 제공한다. 엘라스틴은 인체 내에서 신축성이 필요한 곳에는 모두 존재한다. 진피층에서 엘라스틴은 기둥의 역할을 하고 그 사이를 콜라겐이 격막 구조를 형성하고 있다. 수세미 구조 같은 모양새 덕분에 지방세포들은 흘러다니지 않고 제자리에 위치할 수 있다.

나이가 들면 진피층의 탄력성은 점차 파괴되어 효능이 떨어지기 때문에 자글자글한 선 형태의 주름이 생긴다. 콜라겐과 엘라스틴의 함량이 줄어들면 진피의 유두층과 표피층 사이에 밀도 차이가 생기고 그로 인해 잔주름이 생기고 피부가 처지고 늘어진다. 나이가 들면 히알루론산 분해효소도 증가하기 때문에 진피층 속에서 수분을 유지시키는 히알루론산 양이 감소해 피부의 촉촉함이 사라지고 거칠어진다.

노화로 인해 진피층 내 콜라겐과 엘라스틴의 기능이 떨어지면, 피부의 혈액 공급도 잘 되지 않아 진피의 유두층과 표피층 사이의 견고성도 떨어진다. 그러면 혈관은 두터워지고 모세혈관은 얇아진다. 상태가 더 심해지면 패인 형태의 선형주름, 잔주름은 더 깊어지고 광노화까지 더해져 피하지방층의 상단부까지 패인 형태가 된다. 표정주름도 진행되면서 피부가 접히는 부위에 점차 피부층의 결손이 반복해서 생기기도 한다.

표피층의 노화는 피부톤을 망가뜨린다

표피층은 피부세포의 생성과 소멸이 동시에 이뤄지는 곳이다. 몸의 가장 바깥 부분을 덮고 있는 표피층은 안쪽에 있는 진피층과 연결되며 피부 보호막 역할을 한다. 가장 안쪽부터 기저층, 유극층(극세포층), 과립층, 투명층, 각질층의 5개층으로 나뉜다.

기저층에는 혈관이 없지만 기억세포, 감지세포, 멜라닌세포가 활동할 수 있도록 많은 수분을 보유하고 있다. 진피층에서부터 연결되는 말초신경의 촉각세포 덕분에 외부 자극에 민감하게 대처할 수 있다. 근육에서 생겨난 피부세포는 진피층에서 영양물질과 산소를 공급받고 표피층으로 올라오면 왕성한 세포분열을 한다.

기저층에서 멜라닌 세포의 세포질 내에서 생성되는 멜라닌

그림 3-9 피부 표피층은 5개층으로 나뉜다

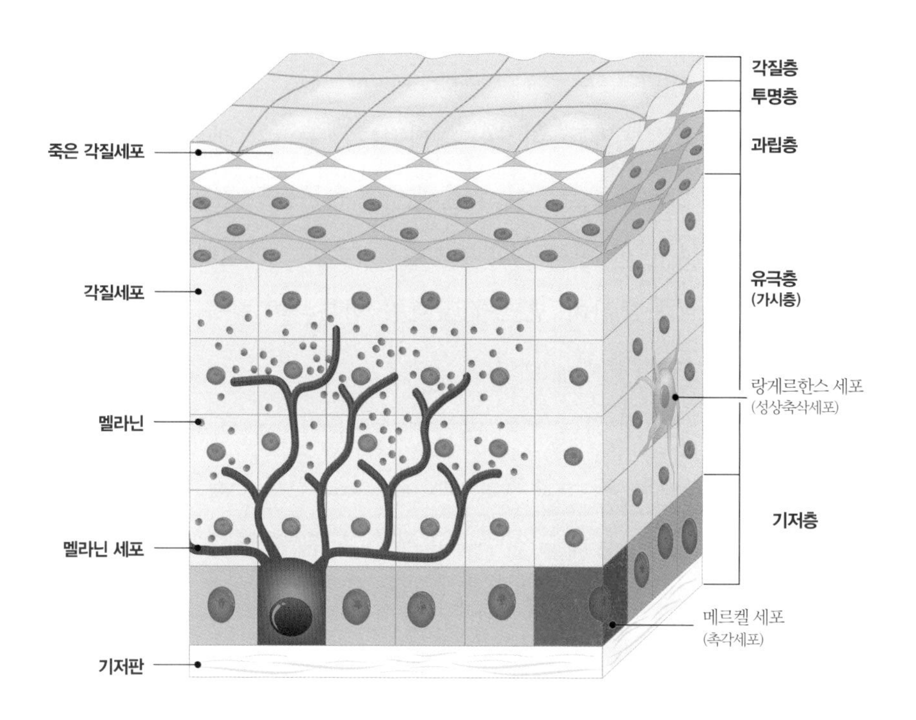

은 일정량 이상의 자외선을 차단하는 기능이 있어서 피부의 체온을 지켜주고 자외선으로부터 피부를 보호해 준다. 멜라닌 양에 의해 피부색이 결정된다는 것은 많이 알려져 있는데, 멜라닌 세포가 적거나 존재하지 않으면 백색증을 갖고 태어난다.

표피의 가장 바깥쪽 각질층에서는 죽은 세포가 계속 떨어져나가고 안쪽에서 새로운 세포가 올라와 대체된다. 건강한 사람의 피부세포는 각질이 되어 떨어져나가는 데 약 28일이 걸린다. 나이가 들면서 세포 교환의 속도가 느려지면 피부는 점점 더 얇아지고 쉽게 손상받는다.

아무리 내가 물을 많이 마셔도 나이가 들고 모세혈관이 망가져 있으면 수분 부족 현상이 나타난다. 또 피지 생산도 감소하기 때문에 산성 보호막이 부실해지고 유분층도 깊이가 감소한다. 노화로 인한 변화는 피부톤에도 영향을 미친다. 멜라닌 색소의 성숙과 분산이 고르지 않으면 피부톤이 불규칙해지고 전체적으로 얼룩덜룩해 보인다.

금침은 표피층에는 쓰지 않는다. 비침 현상을 피하기 위해 서이기도 하지만, 자극 효과를 보려면 최소 진피층을 자극해야 한다. 진피층만 자극해도 잔주름은 물론 피부톤까지 개선된다.

근육에 힘이 있어야 처짐이 없다

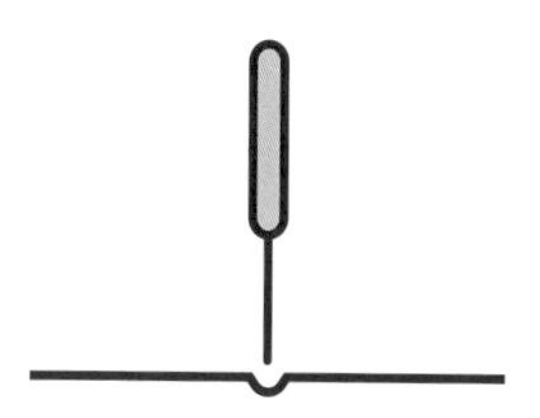

나이가 들면서 점점 많이 생겨나는 다양한 주름 때문에 많은 사람들이 속상해하고 고민한다. 이것을 해결해 주는 다양한 치료법들이 있는데, 이 책에서 머리카락보다 가는 금실을 주입하는 금침을 최고의 비법으로 소개하는 것은 단순히 자극의 지속성 때문만은 아니다. 근육층에 자극을 주어 몸이 스스로 자연재생력을 활성화할 수 있는 가장 좋은 방법이기 때문이다.

최근에 많이 시술하는 가시매선요법도 피하지방층을 공략해 끌어올리는 것이 가능하지만, 근육층까지 자극하기는 힘들다. 여러 가지 원인과 통증으로 도수치료를 받는 사람도 점점 늘어나고 있는데, 이 또한 지속적인 관리가 필요한 일이다. 한쪽으로만 음식을 씹는 습관이 있다든가, 일하는 동안이나 자는 동안 자신도 모르게 이를 악물고 있는 습관이 있다면, 이것을 바로잡지 않으면 얼굴이나 몸은 또 비뚤어질 것이다. 비틀린 골격을 바로잡는 방법은 실제로는 근육에 중점을 두는 치료가 효과적이라고 봐야 한다. 얼굴도 마찬가지로 한쪽 근육이 짧아져서 불균형이 생긴 경우라면 금침 시술을 하면 라인이 예뻐진다.

그렇다고 금침 시술을 만병통치약처럼 여기는 것은 경계해야 한다. 중력의 법칙으로 인한 처짐을 완벽하게 차단한다거나 세월의 흐름을 거슬러 스무살 피부로 돌아가는 일은 존재하지 않는다. 다만 지금까지 생긴 주름이 더 깊어지지 않고 지속적 자극으로 일부 생체 조직을 재생시킬 수 있는 것만으로도 성공이라고 봐야 할 것이다.

표정주름과 처짐은 원인과 치료가 다르다

잔주름, 표정주름, 처짐은 나이가 들면서 함께 오는 현상이다. 따라서 각각의 원인을 살펴보면서 함께 봐줘야 개선 효과가 좋다.

얼굴의 처진 주름은 피하지방층이 노화되는 것이 원인이다. 스마스층에 탄성이 없어지고 콜라겐이 끊어지거나 생성이 안 되고 이상하게 재배치되어 피부 탄력이 떨어져서 나타나는 현상이다. 볼살이나 입가가 처지기도 하지만 턱 아래 늘어진 살이 나타나기도 한다. 따라서 피하지방층과 상피조직, 근막조직 등 그 사이사이의 격막(스마스층)에 자극을 주는 방법을 통해 격막의 탄력을 강화해 지방세포의 처짐을 개선할 수 있다. 지금까지 임상 결과들을 비교해 보면 금침을 쓰고 미소안면침, 정안침 등으로 보완하는 것이 효과가 가장 좋았다.

표정주름은 표정근육의 과긴장과 단축으로 인해 발생한다. 선은 없고 굴곡이 있는 주름이 특징인데 표정에 따라 주름이 심해진다. 살집 없는 얼굴의 팔자주름, 마리오네트 주름, 굵은 미간주름, 굵은 입가주름, 굵은 이마주름 등이 표정주름이다. 모세혈관이 노화되어 근육세포의 수가 줄어든 상태로는 아무리 피부에 좋은 영양을 주고 좋은 한약을 먹어도 효과는 의도한 만큼 나오지 않는다. 금침 자극으로 재생 기능을 다시 활성화시킨 후에 좋은 약을 먹는 것이 훨씬 효과가 좋다. 표정주름에 금침 시술을 할 때는 스마스층, 근육층까지 공략하고 콜라겐 생성을 유도해야 한다. 표정주름은 근육을 계속 사용하다 보면 생기는 것이기 때문에 근육층까지 자극해야 개선된다.

반면에 잔주름은 근육과는 거리가 있다. 노화로 인해 진피층에 영양 공급이 잘 되지 않는 것이 원인이며, 진피층 위축으로 생기는 얇고 가는 형태의 미세한 주름이다. 진피층이 약해지면 피하지방이 말라들어가거나 콜라겐도 부족해지기 쉽다. 따라서 잔주름을 개선하기 위해서는 진피층을 자극해 혈류를 개선해야 한다. 잔주름 개선을 위해 매선요법으로 시술할 때 너무 깊이 넣지 않는 것이 좋은데, 진피층에 약실 매선요법을 쓰면 염증을 일으키는 경우도 있어서 자연스럽게 금침에 관심을 갖게 됐다는 한의사들이 많다. 얕게 금실을 넣어도 금실은 색깔이 피부와 비슷해서 비칠 염려를 덜 수 있고 부작용이 없어서 좋다.

"필러 부작용으로 이마가 울퉁불퉁해요"

67세의 한 여성 환자 사례를 보면 미용 침술에서 어떤 부분들을 중요하게 생각해야 할지 짐작할 수 있다. 그녀는 원래 교통사고로 입원했던 환자였는데, 안면교정도 가능한지 상담을 해왔다. 30대일 때 그녀는 이마에 파라핀 시술을 했다고 한다. 이마의 꺼진 부분을 복원해 동그랗고 예쁘게 하고 싶어서 시술을 받은 것이다. 처음 몇 년 동안은 괜찮았다고 한다. 그런데 시간이 지나면서 이마에 넣었던 파라핀은 점점 흘러내리기 시작했고, 그것은 그녀에게 불안과 두려움의 원인이 되었다.

녹지 않는 양초 성분의 공업용 파라핀을 필러로 주입하는 시술이 유행했던 적이 있다. 그러나 미국이나 유럽에서는 1920년대에 금지되었고, 이후에 등장한 실리콘 필러도 자가면역질환 등 문제가 대두되면서 1990년대 미국에서는 액상실리

콘이 금지 약물로 규정됐다.

파라핀 부작용은 한마디로 '흘러내린다'는 표현으로 설명된다. 피부의 어느 한 방향으로 흘러내려서 뭉치는 경우가 많다. 중력의 법칙을 생각하면 주로 아래쪽으로 흘러내린다는 걸 알 수 있다. 이 환자는 파라핀이 부분적으로 덩어리져 이마가 울퉁불퉁했기 때문에 앞머리를 늘 내리고 다녔다.

환자의 이마는 마치 혹이 난 것처럼 보이기도 했다. 눌러보면 물혹처럼 느껴지는 부분도 있고 딱딱한 부분도 있었다. 눈썹 사이에는 물주머니처럼 차오르는 현상이 있었는데, 눈썹 부근은 뼈가 있기 때문에 더 이상 흘러내리지 않고 파라핀이 쌓였지만 미간 사이는 뚫려 있기 때문에 콧대까지 더 밑으로 흘러내려 있었다. 열린 쪽으로 더 흘러내리는 셈이다.

파라핀 시술의 경우 복원 치료를 하는 것이 굉장히 어렵다. 피부를 절개하고 파라핀을 긁어내야 되는데, 이걸 모두 완벽하게 긁어낸다는 것이 불가능한 일이다. 파라핀은 온도에만 반응한다. 그래서 피부 안에서 고형으로 있거나 약간 따뜻한 부분에서는 반고형이나 반액체 형태로도 있다. 체온이나 여러 상황에 따라 액상이 됐다가 다시 고형으로 바뀌기도 하면서 주변 조직에 스며들거나 그렇지 않으면 뭉쳐 있다.

지금은 녹아서 인체에 남지 않는 성분으로 필러 시술을 하기 때문에 그런 일이 없지만, 꽤 오래 전에 성형수술을 했던 사람들 중에는 지금도 파라핀 성형 부작용으로 고생하는 사람들이 꽤 있다. 이 환자는 두피를 절개해 파라핀을 긁어내는 수술도 했고, 여러 가지 노력을 했지만 여전히 이마가 울퉁불퉁했고 덩어리진 부분이 있었다.

필러로 얼굴에 보형물을 넣을 때는 피부와 근육 사이, 상피 조직과 근막 조직 사이에 넣게 된다. 그중에서도 이마는 지방층이 거의 없어서 실상은 막과 막 사이의 떨어진 공간에 필러가 존재하는 셈이다. 그러니 제자리에 붙어 있으려고 해도 붙어 있을 수 없어서 흘러내리는 것이다. 이마에 고르게 필러를 넣었다 해도 중력 때문에 점점 내려와서 눈썹의 뼈 있는 부분에 쌓인다. 나이가 들면서 피부에 탄력이 없어지고 늘어지면 이게 더 보기 싫어진다.

피부와 근육층 사이에 여러 섬유층이 무너지면 필러 성분들이 눈썹 주위에 모여 혹처럼 불룩해지는 현상이 있는데, 이것이 좋아지려면 피부장력과 탄성이 좋아져야 한다. 그래야 한 곳으로 모인 것이 다시 흩어질 수 있을 것이다. 이 환자에게 금침을 시도한 것은 그런 이유였다. 금실은 피부가 밀착되도록 잡아주는 연결섬유 조직 역할도 해줄 수 있기 때문이다.

근육을 자극하면 소뇌가 자극된다

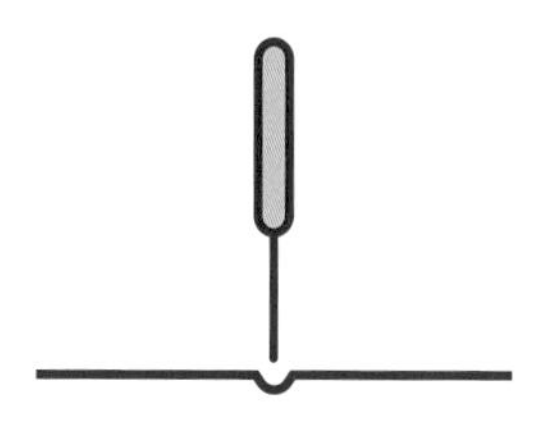

우리가 움직일 때 근육이나 인대의 길이, 강직도, 수축과 이완, 이에 따른 운동 방향, 운동 강도 등은 모두 고유수용성 감각이 된다. 이러한 정보들에 변화가 생기면 감각신경섬유(Ⅰa, Ⅰb)는 엄청난 속도로 척수를 통해 소뇌로 전달한다. 대뇌와 구분되어 근육의 움직임과 평형감각을 담당하는 소뇌가 따로 존재한다는 것은 그만큼 생명활동에서 운동 기능이 중요하기 때문일 것이다.

만약에 소뇌에 손상이 온다면 똑바로 걷지 못하고 걸음걸이도 불안정해진다. 그런데 근육을 자극해서 근력이 강화되면 소뇌도 건강해진다. 운동 기능과 관련해 또 한 가지 중요한 뇌

그림 3-10 소뇌와 기저핵은 움직임과 관련이 있다

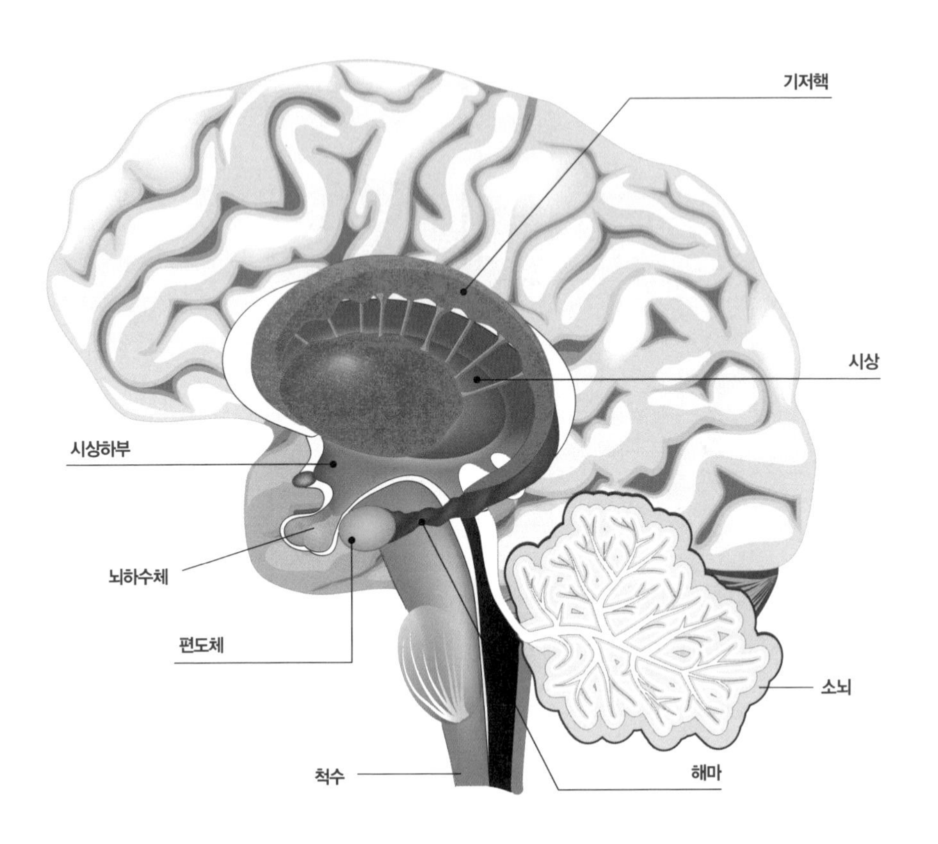

기관은 기저핵(basal ganglia)이다. 소뇌가 균형 감각과 관련이 있다면 기저핵은 정교한 움직임과 관련이 있다. 대뇌반구의 중심 부위에 위치한 기저핵은 내 의지대로 움직이는 수의 운동, 안구 운동(eye movement), 인지, 감정 등을 담당한다. 근육이 움

직였다면 그 신호는 소뇌로 가고 말과 행동에 관련된 반응 정보는 기저핵으로 간다. 기저핵에서는 도파민이라는 신경전달물질을 분비하는데, 그 분비량이 줄어들면 동작이 느려지는 파킨슨병의 원인이 되기도 한다. 무대공포증이 있는 사람이 많은 관객들 앞에 서면 불안감에 몸이 떨리는 것은 기저핵의 과도한 활성으로 근육이 긴장하기 때문이다.

운동을 하는 것은 뇌를 쓰는 것이다

사람마다 근육의 발달에는 차이가 있다. 한쪽 팔만 사용하는 테니스, 배드민턴 같은 운동을 할 때는 소뇌의 좌우 발달이 달라질 수 있다. 다만 오른팔만 사용하더라도 그 움직임이 있으려면 몸 전체가 받침이 돼주어야 한다. 몸통과 하체가 균형을 잡아주지 않는다면 오른팔은 제대로 쓸 수가 없다.

운동으로 태권도를 계속 해왔던 사람은 그 움직임에 따른 특정한 근육이 발달한다. 이러면 그에 따라 소뇌도 달라진다. 사용하는 근육이 다르기 때문이다. TV 예능 중에 전설의 스포츠 선수들을 모아 축구팀을 결성해서 운동하는 프로그램이 있다. 농구, 야구, 체조, 수영, 씨름, 마라톤, 테니스 등 각 종목에서 난다 긴다 하는 유명선수들을 모아놨는데, 해본 적이 없는 축구를 하니까 보통의 중년 아저씨들처럼 잘 못하는 장면이 연일 나온다. 그동안 써왔던 근육과는 다른 움직임이기 때문이다.

술을 많이 마시면 균형감각을 담당하는 소뇌가 위축된다. 그래서 술에 취하면 나도 모르게 다리가 벌어지고 똑바로 서 있지 못해 자꾸 넘어지려고 한다. 소뇌 기능이 떨어지면 대뇌의 기능도 원활해질 수 없다. 대뇌가 행동을 명령할 때 바로 전달되는 것이 아니라 소뇌를 거쳐서 검증 후 신호가 전달된다. 왼쪽 다리를 움직인다면 오른쪽 뇌에서 바로 명령 신호가 가는 것이 아니라 소뇌가 일차적으로 체크를 하고 검증된 명령을 대뇌에 전달해 신호를 내리는 것이다. 그래서 소뇌 기능이 손상되면 대뇌도 제대로 된 명령을 내리지 못한다.

운동을 많이 하고 다양한 운동을 할수록 소뇌는 정밀해진다. 그러나 운동의 종류와 양이 줄어들면 소뇌에서 만들어져 활동하던 신경회로도 점차 줄어든다. 규칙적인 운동이 뇌의 크기와 구조를 바꾼다는 국내 연구가 있었다. 8년간 꾸준히 운동을 했던 대학 농구선수들과 운동을 거의 하지 않았던 일반 대학생을 비교했을 때 소뇌의 중간 부위인 소뇌충부에서 차이를 보였다고 한다. 일리노이 대학 운동생리학 실험실의 연구에서는 초등학생 259명에게 기초운동을 시킨 다음 운동 능력과 읽기, 수학 능력을 비교해 본 결과, 운동 능력이 뛰어난 아이들이 지능 수준도 높다는 결론을 내렸다.

운동을 하면 뇌에 많은 혈액이 공급되며 혈액량과 산소량이 많아져 뇌세포에 영양 공급이 잘 된다. 또한 운동을 규칙적으로 반복하면 신경성장유발물질의 수치도 높아질 뿐만 아니라 뇌세포끼리의 연결도 더욱 많아져 지식을 수용할 수 있는 폭도 넓어진다.

뼈는 늙어도 근육은 안 늙을 수 있다

나이가 들면서 근육 손상 등의 문제가 있으면 감각신경섬유가 신호를 전달하는 것이 원활하게 이뤄지지 않는다. 근육이 손상되어 제대로 작동되지 않으면, 이러한 신호들이 소뇌로 전달되어 결국에는 소뇌의 신경회로에도 영향을 미치고 뇌세포 사이의 연결망이 감소하거나 없어진다. 만약 금침 시술로 지속적인 자극을 주어 근육의 길이, 늘어나는 정도에 조금씩 변화가 온다면, 이런 정보도 소뇌로 전달되어 기억된다.

워낙에 몸이 뻣뻣해서 윗몸 일으키기를 잘 못하는 사람의 복근에 침을 놔주고 윗몸 일으키기를 해보라고 하면 훨씬 잘 움직인다. 물론 순간적인 자극이기 때문에 하루 지나서 다시 윗몸 일으키기를 하려고 하면 잘 안 될 수도 있다. 그러나 복근에 금침을 시술하면 복근의 활동이 지속적으로 활성화되어 복근의 양과 질도 바뀌어 윗몸일으키기를 할 때 확연히 달라진다. 또한 체간의 움직임도 달라져 복근뿐만 아니라 척추기립근이나 다른 근육들의 활동도 달라진다. 이런 신호들이 소뇌로 전달되면서, 소뇌 세포들의 상호 연접도 새로이 형성된다.

요양병원에 입원한 노인이나 교통사고로 입원한 환자의 경우 3개월간 병상생활을 했더니 근육이 빠져버렸다는 이야기를 들어봤을 것이다. 근육량이 줄어들면 소뇌의 회로도 줄어든다. 다만, 예전에 근육을 사용했던 방법과 기억은 저장돼 있기 때문에 다시 운동을 하면 쉽고 빠르게 근육을 다시 만들 수 있다.

누구든 나이가 들면 노화는 거스를 수 없는 일이라서 근육량이 매년 1~2%씩 감소하는 것은 어쩔 수 없다. 그래도 뼈와는 달라서 어떤 나이에라도 운동을 하면 근육은 다시 강해질 수 있다. 다만 평생 워낙 운동을 안 했던 사람이라면 튼튼한 근육을 만드는 데에는 엄청난 노력이 필요하다. 해보지 않았던 새로운 움직임을 뇌가 저장하고 기억 회로가 만들어질 때까지 움직임은 같은 강도로 반복돼야 하기 때문이다.

운동을 잘하려면 반복되는 움직임을 통해 근육이 훈련돼야 한다. 근육이 훈련되는 또 다른 루트는 직업 활동을 통한 움직임이다. 산업혁명으로 분업화된 이후로 현대인의 생활패턴과 직업 환경은 일정한 동작이 반복되는 양상이 되었다. 공장의 컨베이어 벨트를 떠올려보면 전체 공정은 몰라도 되고 특정 동작만 반복적으로 하면 되는 환경이다. 그로 인해 특정한 근육만 발달하게 됨으로써 미세손상(microtrauma)이라는 변화가 일어난다.

하루종일 앉아서 일하는 현대의 사무직 근로자들도 근육량과 유연성이 나빠지는 경험을 흔하게 한다. 어떤 관절은 자신의 나이보다 너무 많이 사용하고, 어떤 관절은 너무 사용을 안 한다. 두 가지 경우 모두 근골격계 질환이 오는 원인이 된다. 움직임 안에서 나타난 생활습관병이다. 보통 습관적으로 먹는 음식을 통해서 생겨난 비만, 고혈압, 당뇨를 생활습관병이라고 하지만, 퇴행성 관절염이나 디스크(수핵탈출증) 역시 반복되는 동작으로 인해 나타나는 생활습관병이다.

이런 양상은 습관이 돼버린 반복 패턴에 변화를 주어야 개선할 수 있는데, 그중 탁월한 방법으로 지속적인 자극을 주는 금침이 있다. 근육의 질, 강도, 움직임의 방향 등에 자극을 주어 의사의 지도 아래 정상적인 움직임을 계속해 나가면 소뇌나 대뇌의 변화까지 유발하는 것이 가능해진다.

팔다리와 몸통 근육에서의 통증과 퇴행성 변화는 사람들을 오랫동안 괴롭히는 문제다. 금침은 근육을 조절하고 뇌에 정상적인 신호를 보내서, 자율신경과 호르몬 순환을 원활하게 하고 혈액 순환을 개선시킴으로써 노화를 지연시키고 건강을 회복시킨다.

그렇지 않으면 다른 방법으로 70대의 어느 할머니 보디빌더처럼, 눈물을 찔끔 흘리면서도 악착같이 꾸준하게 속근육을 만들어야 한다. 20대 손녀를 둔 그녀는 협착증을 극복하려고 보디빌딩을 시작해 피트니스 월드 챔피언십에 나가 2위에 입상했다.

횡격막을 사용하면 호흡이 곧 운동이다

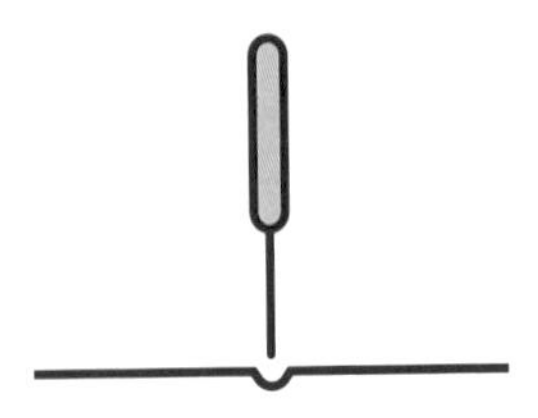

호흡을 하는 것은 우리가 몸으로 하늘의 기운(天氣)인 공기를 받아들이는 방법이다. 건강한 호흡, 깊은 호흡은 횡격막(가로막)을 사용하는 복식호흡이지만, 현대인들은 얕은 호흡인 흉식호흡을 많이 한다. 흉식호흡은 횡격막은 사용하지 않고 늑간근(intercostal muscle)을 사용해 흉강을 팽창시키고 수축하여 호흡하는 것이다. 심지어는 목에 있는 사각근을 사용하는 폐첨호흡을 하기도 한다. 이러한 방식의 호흡은 숨을 들이쉴 때는 배가 들어가면서 가슴은 팽창하고 숨을 내쉴 때는 배가 나오게 된다. 이럴 때 문제는 충분히 산소 공급이 안 될 뿐만 아니라 이산화탄소가 너무 많이 배출된다는 것이다. 화가 났을 때나 운동을 격하게 할 때를 상상해 보면 이해가 될 것이다. 이런 식의 호흡을 평상시에도 하면 문제가 점점 커진다.

호흡으로 이산화탄소가 배출되는 이유

이산화탄소는 우리 몸의 pH(수소이온지수)를 조절해 항상성을 유지해 준다. 이산화탄소가 증가하면 pH지수는 낮아지고, 이산화탄소가 감소하면 pH는 증가한다. 혈액은 보통 pH 7.4 전후의 약알칼리를 유지하는데, 혈중 이산화탄소 레벨이 일정 수준을 유지하고 있어야 자율신경계가 정상적으로 작동해 모세혈관을 확장할 수 있다. 수술실에 가면 마취과 의사가 환자의 상태를 체크할 때 산소 레벨도 체크하지만 이산화탄소 레벨을 중요하게 체크한다. 만약 이산화탄소 레벨이 떨어지면 모세혈관이 좁아져서 난리가 난다.

근육은 이산화탄소를 만들어내는 공장이다. 근육 내 세포에는 '미토콘드리아'라는 에너지 공장이 있는데, 여기에 포도당이나 지방산의 중간대사체가 투입되면 TCA 사이클이라는 에너지 대사 회로를 거쳐 에너지(ATP)가 만들어진다. 이 과정에서 산소(O_2)가 투입되고 이산화탄소(CO_2)가 배출된다. 이것은 연료로 휘발유를 넣어 연소시키면 자동차가 움직이는 것과도 같다. 이 과정이 정상적으로 작동되지 않을 때 자동차가 불완전 연소의 결과로 검은 연기를 내뿜는 것처럼 우리 몸에서도 노폐물을 만들어낸다. 운동을 격하게 할 때 산소 공급이 충분하지 않아 포도당이 불완전 연소가 되면 흔히 '피로물질'이라고 부르는 젖산이 생긴다. 또 여기에 과잉 증가된 활성산소까지 가세하면 암세포가 생겨난다.

근육이 수축과 이완을 원활히 하면 혈액순환이 좋아져, 산소는 잘 공급되고 이산화탄소는 잘 배출된다. 이산화탄소를 만들어내는 공장인 근육을 제대로 사용하지 않고 흉식호흡을 습관적으로 하면 혈중 이산화탄소 레벨이 떨어지는데, 그런 상황에서는 모세혈관이 수축되어 뇌에도 혈액 공급이 잘 되지 않는다. 말을 많이 하는 교사, 강사 등의 직업을 가졌거나 관악기를 부는 사람이라면 호흡에 각별한 신경을 써야 한다. 현대에 늘어나고 있는 공황장애 환자들도 대부분 흉식호흡을 하고 있는 걸 확인할 수 있다.

복식호흡, 흉식호흡 외에도 호흡에는 한 가지가 더 있는데, 폐의 꼭대기 부분인 폐첨을 사용하는 것이다. 숨이 꼴딱꼴딱 넘어갈 때를 상상해 보면 폐첨 호흡이 이해가 될 것이다. 죽기 직전에 준하는 상황이 아니면 폐첨을 사용할 일이 없다. 늑간근을 사용하는 흉식호흡은 운동을 할 때나 감정이 격해졌을 때 필요한 경우도 있다. 등산할 때를 떠올려보면, 산을 타자마자 얼마 안 돼 호흡이 가빠지는 경험을 해봤을 것이다. 이후 어느 정도 시간이 흘러 적응되면 숨이 안정된다. 이것은 이산화탄소가 많이 만들어질 것을 대비해 미리 이산화탄소를 숨으로 내보내기 때문이다. 근육이 활발히 움직이면서 이산화탄소가 충분히 만들어지면 호흡은 다시 안정될 것이다. 숨이 가빠지는 것은 산소를 더 많이 받아들이기 위해서라기보다 이산화탄소를 많이 내보내기 위한 자연스러운 생리 현상이다.

평소엔 복식호흡, 응급 상황엔 흉식호흡

평상시에 우리는 복식호흡을 해야 한다. 감정이 격해지거나 응급 상황일 때는 흉식호흡으로 바뀐다. 예를 들어 산 속에서 갑자기 뱀이 툭 튀어나왔다면 도망을 가야 하는데, 갑자기 호흡이 급해진다. 불안과 공포의 감정이 격해지면 몸이 살기 위해 이산화탄소를 많이 만들어내는 상황을 미리 준비하는 것이다.

그 외에 일상생활에서는 횡격막을 사용하는 복식호흡을 해야 한다. 그런데 흉식호흡을 하는 것이 습관화되면 마음이 안정되지 않는다. 조금만 싫은 소리를 들어도 화를 쉽게 내고 조금만 말을 많이 해도 쉽게 짜증이 난다. 호흡은 감정과 밀접하게 관련이 있다.

횡격막은 흉강과 복강을 나누는 근육으로 된 막으로, 폐 아래 갈비뼈가 끝나는 부분에 위치해 있다. 횡격막은 숨을 들이

그림 3-11 횡격막을 사용해야 산소 공급이 많아진다

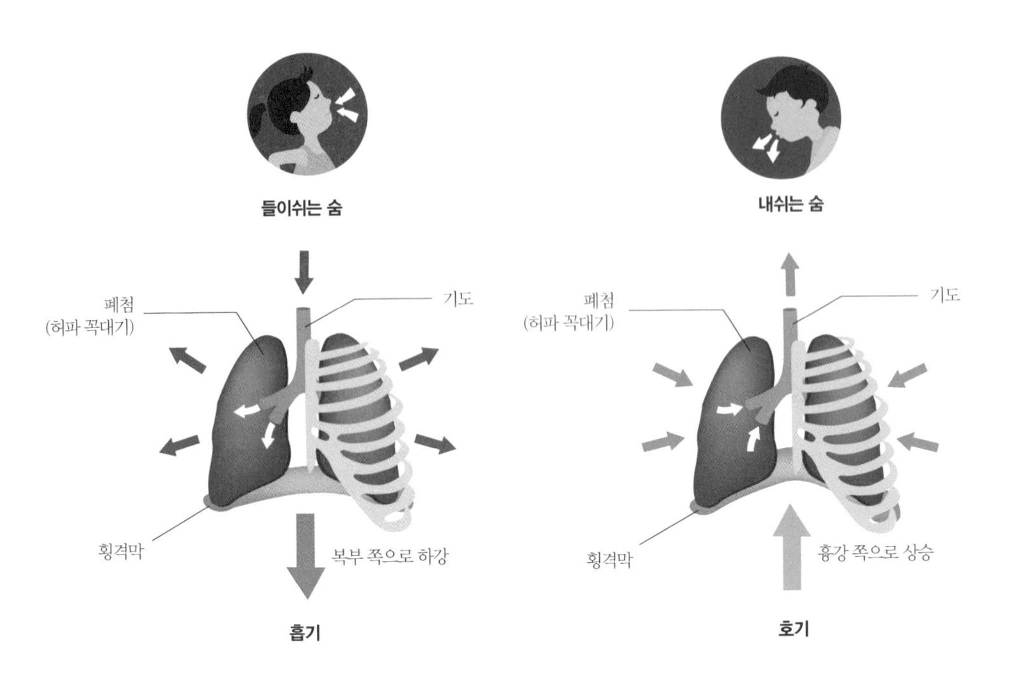

마실 때(흡기) 수축하여 복강 쪽으로 내려가고, 숨을 내쉴 때(호기) 흉강 쪽으로 올라가면서 원래 위치로 돌아간다. 외관상으로 보기에 갈비뼈 가장 아래 부근이 들려 있는 사람들이 있다. 그러면 횡격막이 아래로 처져서 복식호흡이 쉽지 않다.

윗몸 일으키기를 할 때 횡격막이 있는 갈비뼈 아래 부분을 손바닥으로 살짝 눌러주면 호흡이 훨씬 깊어져서 복근에도 힘이 잘 들어가고 운동이 수월해진다. 복식호흡이 쉽지 않은 사람들은 횡격막이 있는 부위를 손바닥으로 살짝 눌러주면서 호흡을 연습해야 한다. 복근 강화운동을 하는 것도 횡격막이 건강하게 자리잡는 데 도움을 주는데, 복횡근, 복직근, 복사근 등 복근에 놓는 금침 시술이 탁월한 효과를 줄 수 있다. 복식호흡은 물론 뱃살의 지방분해에도 금침이 도움을 줄 수 있다. 단, 흉강을 이루고 있는 늑간근이나 흉근 등에 금침 시술을 할 때는 늑골 사이로 금실이 들어가지 않도록 손으로 늑골을 확인해 가며 시술해야 한다. 잘못해서 폐를 찌르면 폐기종을 유발할 수 있기 때문이다.

골반기저근을 강화하는 케겔운동

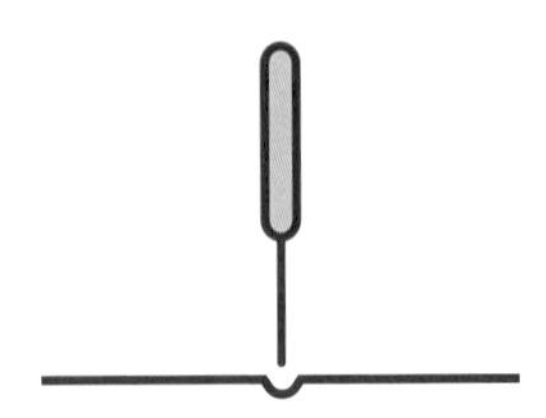

몸의 가장 안쪽에 있는 속근육 중에서도 횡격막과 함께 사람들이 간과하기 쉬운 근육으로 골반기저근(골반바닥근)이 있다. 골반기저근은 치골, 좌골, 꼬리뼈에 부착되어 있는 근육들로 구성되어 있는데, 괄약근과 생식기에 관련된 여러 근육들을 포함한다. 골반강 내의 장기들을 아래로 처지지 않도록 받쳐주고, 소변과 대변과 방귀가 무의식적으로 배출되는 것을 막아주며, 성적 쾌감이나 발기를 유지하는 데 관여하고 있기 때문에 남녀를 가리지 않고 매우 중요하다.

골반기저근은 코어를 형성하는 중요한 근육으로 척추의 안정화, 호흡과도 관련되어 있다. 호흡에 따라 수축과 이완을 반복하면서 복압을 조절한다. 또한 척추기립근, 복횡근, 장요근, 내전근, 일부 고관절 근육과는 근막으로 연결되어 척추와 다리의 움직임에도 영향을 미친다. 출산으로 인한 손상, 비정상적인 성생활, 비만, 변비, 만성적인 기침, 노화, 충격, 오래 앉아 있는 습관, 골반의 뒤틀림 등은 골반기저근이 손상되거나 약화되는 원인이 될 수 있다. 그렇게 되면 복강 내의 장기들을 밑에서 받쳐주지 못해 자궁이나 항문이 빠지기도 하고 혈액 순환이 잘 되지 않아 성기능 장애나 요실금, 질건조증, 전립선 비대 등의 문제가 나타날 수 있다.

케겔운동은 쉽지 않지만 효과는 만점

골반기저근은 손으로 눌러봤을 때 부드럽고 탄력이 있어야 건강한 상태이지만, 많은 경우에 탄력이 떨어져 있거나 밑으로 처져 있다. 치료는 골반기저근을 수축하고 이완시키는 운동을 통해 혈액 순환을 개선시키고 약화된 근육을 강화시키는 것이 핵심이다. 만약 충격 등으로 골반기저근이 수축된 상태로 딱딱하게 됐다면 당연히 부드럽게 풀어줘야 한다.

골반기저근을 건강하게 만드는 방법 중 하나가 케겔운동이다. 출산이나 노화로 인해 늘어진 근육을 단련하고 여성의 요실금 증세를 개선하기 위해 개발된 '케겔운동'은 남녀 모두에

그림 3-12 골반기저근을 강화하면 요실금, 전립선비대증에 좋다

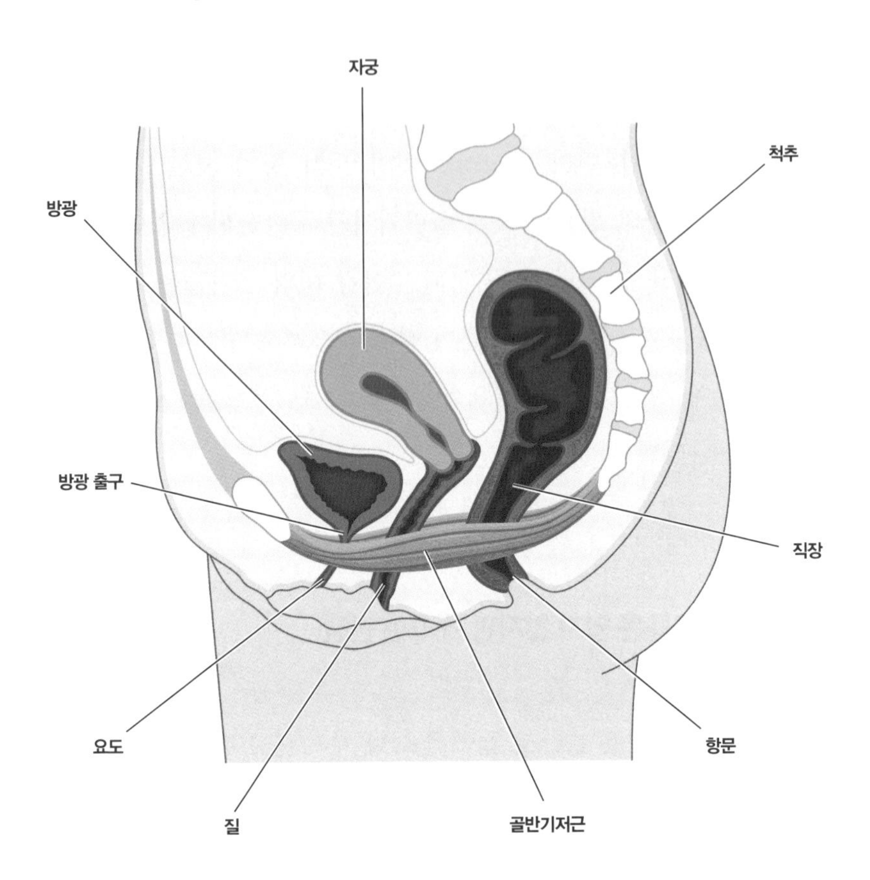

게 좋은 골반기저근 강화 운동이다. 전립선 문제와 성기능 저하에도 개선 효과가 좋다.

케겔운동을 하려면 골반기저근을 힘껏 수축시키는 감각을 찾는 것이 중요한데, 소변을 보는 도중에 소변을 끊어보면 알

수 있다. 이때 포인트는 힘을 줄 때 허벅지에 힘이 들어가지 않도록 하는 것이다. 허벅지 근육을 함께 쓰면 골반기저근의 위치와 힘 쓰는 법이 헷갈릴 수 있다. 다리에는 힘을 빼고 아랫배가 부풀지 않도록 신경써야 한다.

케겔운동을 할 때 항문괄약근에 집중해서 힘을 주려고 하면 괄약근 운동으로 착각할 수 있다. 그러나 결국엔 골반기저근 전체를 사용하는 운동이 돼야 한다. 케겔운동의 가장 좋은 방법은 항문을 배꼽까지 끌어올린다 생각하고 힘을 주는 것이다. 3초간 힘을 주고 3초간 힘을 빼는 것을 10회 반복하는 것을 1세트로 해서, 처음에는 이것을 하루 5세트씩 실행하고 점차 횟수를 늘려가면 코어운동으로서 탁월한 효과를 볼 수 있다.

여성의 경우에는 특별히 질괄약근을 함께 훈련하면 좋다. 질은 건강하면 좁고 깊어지고, 건강하지 않으면 바깥쪽으로 바짝 밀려나온다. 이렇게 넓어지고 짧아지면 감염도 잘 된다. 여성의 질과 항문의 근육들은 연결되어 있어 상호 작용하므로 질에 탄력이 없어서 문제가 있다면 항문괄약근을 훈련하면 된다.

한 번은 항문괄약근을 수축시켜 배꼽 방향으로 지그시 끌어올리고, 또 한 번은 항문에 힘을 주어 꼬리뼈 방향으로 당겨 올린다. 두 가지 방법을 균형 있게 해주면 질 근육도 강화되고 혈액순환도 좋아져서 질건조증이 개선되면서 성감도 좋아진다. 질괄약근을 훈련할 때는 누워서 하면 좋은데, 만약 변비 때문에 케겔운동을 한다면 자벌레처럼 엎드려서 하면 좋다.

골반기저근 가운데에는 한의학에서 말하는 회음혈이 있다. 출산을 할 때 이곳에 힘을 주라는 이야기를 들었던 산모들도 있을 것이다. 이곳에 침을 놔도 효과가 있는데, 침을 빼면 효과는 일시적으로 그치기 때문에 금침을 놓아 생리적, 생체적 본능을 강화시켜 주는 치료를 하기도 한다. 인체 어느 부분이든 약해지고 능력이 소실된 부분에는 금침을 보강해 넣는 치료를 고려해 볼 수 있다. 부드러운 자극을 줌으로써 회복탄력성을 높이는 것이다.

소변 문제냐 성기능이냐 그것이 문제로다

전립선은 이완과 수축이 조화롭게 잘 돼야 건강한 것이다. 방광 밑에서 요도를 감싸고 있는 밤알 크기의 전립선은 사정 중추와 배뇨 중추의 조절센터로 작용한다. 그래서 소변과 정액은 동시에 나올 수 없다. 소변이 나올 때는 사정이 안 되고 사정 시에는 소변이 나오지 않는다.

나이가 들면 남자들에게 전립선은 큰 고민이 되고 만다. 50대에는 50%, 60대에는 60%, 70대에는 70%가 전립선 문제가 있다고 할 정도로 흔하다. 여자들이 임신, 출산 후에 80% 이상 치질이 생기는 것과 비슷하다. 이름에서 알 수 있듯이 전립선은 갑상선(갑상샘)처럼 기본적으로는 선(샘)이다. 정상 크기를

그림 3-13 전립선비대증

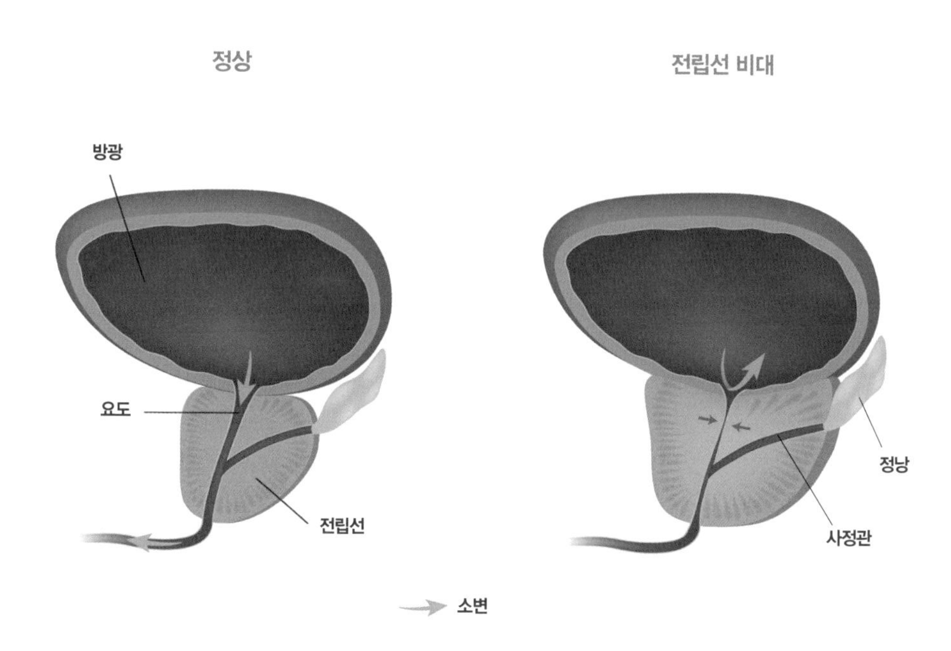

유지하던 전립선은 나이가 들면 점차 커지면서 둔해지는데, 방광 출구를 막고 요도를 압박하면서 빈뇨감이나 잔뇨감 같은 소변 장애를 일으킨다.

전립선 기능에 문제가 생기는 양상은 두 가지다. 소변을 누려고 하는데 안 나오는 증상과 막고 싶은데도 찔끔찔끔 나오는 요실금 증상이다. "소변을 보려고 서 있는데 2분이 지나도 안 나왔어요." "응가하고 일어나서 속옷 입고 옷을 추스르고 다섯 발자국 걸어나왔는데 소변이 주루룩 나와버리더라고요." 이런 당황스럽고 낭패인 상황을 겪기도 한다. 잠글 때 잠그지 못하고 열 때 열지 못하는 것이다.

전립선 비대증이 생기면 수술을 해서 작게 만들 수는 있다. 백막 구조라서 발뒤꿈치를 깎아내는 것과 같기 때문이다. 그렇지만 비대해진 것을 수축시킨 것이 아니라 원래는 있어야 할 조직을 깎아놓은 것이기 때문에 제대로 힘을 주지 못하게 된다. 수술을 해도 둘 중 하나는 맘대로 안 된다.

전립선 치료가 어려운 이유는 사정과 배뇨, 두 가지 중 하나를 선택해야 하기 때문이다. 하나만 선택해야 한다면 당장 급한 건 소변이 잘 나오도록 하는 것이다. 그래서 전립선 치료를 하면서 대부분의 남자는 심한 갱년기 증상을 겪는다. 소변이 나오는 것은 해결되지만 발기력을 조여주는 기능은 없어지기 때문이다.

전립선 치료는 골반기저근부터

여성이 출산, 노화 등으로 인해 골반 주변의 근력이 약해지면 오줌이 자주 마려운 요실금이나 오줌소태가 흔하게 생긴다. 심하면 생리 때나 기침할 때 밑이 빠지는 듯한 기분이 드는 자궁하수가 생기기도 한다. 이런 증상들은 모두 골반기저근, 복근(특히 복횡근) 등 코어근육을 관리해야 예방할 수 있다.

전립선 치료와 예방도 역시 골반기저근에서 시작돼야 한다. 골반기저근의 탄력을 회복하면 전립선도 덩달아 반응한다. 케겔운동이 좋긴 하지만 쉽지가 않다. '배꼽과 항문을 만나게 한다'는 느낌으로 케겔운동을 하면 심리적으로는 가까이 만나게 할 수 있다. 그런데 정확한 설명을 안 듣고 "항문괄약근을 바짝 땡겨올려 보세요" 하면 엉덩근을 사용하게 되고 정확한 효과를 보기 어렵다.

비대화된 전립선 백막 조직이 다시 탄성을 회복하는 가장 좋은 방법은 금침이다. 경화되어 둔화된 조직, 노화되고 퇴화된 조직에 금침이라는 자극을 지속시키면 혈액이 몰리면서 세포를 재생하기 위한 반응을 유도해 낼 수 있다. 회음부 인대, 골반기저근의 수축력이 약해져서 뻣뻣하게 경화되면 전립선 부근의 혈액 순환이 나빠진다. 전립선은 혈관이 많이 분포하지 않는 교질이지만 주변의 혈류가 얼마나 좋은지에 따라 건강이 결정된다. 안구의 주변 조직이 활발해져야 안구 조직이 유지되는 것과 같다.

치료 방향은 골반기저근을 포함해 꼬리뼈에 분포한 척추기립근, 장요근 등 골반 내 근육들과 상호 작용해서 전체적으로 골반내강(骨盤內腔)의 기저 조직을 튼튼하게 만드는 것이다. 침으로 접근하는 것은 전체적이고 보완적이기 때문에 가장 적합하다. 다만 침 자극이 상당히 오랜 기간 계속돼야 하기 때문에 일반 침으로는 지루한 치료 기간을 버틸 수 있는 인내가 필요하다.

금침은 비대해지거나 결절이 생긴 조직을 정상화시킬 수 있다. 성기와 항문 중간에 위치한 회음혈, 꼬리뼈와 항문 사이에 있는 장강혈 등에 금침을 놓으면 부어 있던 전립선이 줄어들면서 다시 탄력성을 회복하고 골반기저근의 기능도 향상된다.

케겔운동을 잘 하고 있더라도 금실을 심어넣으면 훨씬 기능적으로 효과가 좋다. 코어근육이 자기 힘으로 유지되는 것보다 밧줄 하나가 더 도와주는 셈이다. 골반기저근부터 장요근까지 금침 시술이 가능하다.

복압 때문에 방광이 점점 밑으로 내려오면 웃기만 해도 요도가 금방 열린다. 방광이 내려가지 않도록 버팀줄 같은 띠 하나를 설치하는 효과를 금실이 대신할 수 있다. 금실은 보형물의 물리적인 설치라기보다는 몸에서 탄성을 형성해 주는 생리적 작용을 한다. 뺨을 때리면 정신을 차리듯이 가시에 박힌 것 같은 각성 효과가 생겨서 원래 해야 했던 기능을 일깨우도록 유도한다. 처진 것을 대신 받쳐준다기보다 원래 탱탱해야 하는 조직이 제대로 움직일 수 있도록 가이드를 잡아주는 것이다.

우리 몸의 기둥,
척추 주변 근육

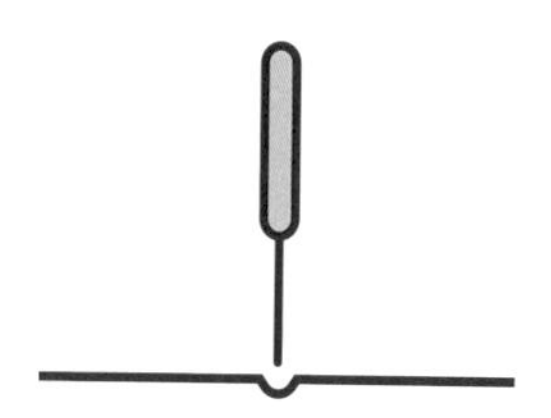

몸에 침을 놓을 때 살펴보면 등에 가로로 주름이 있는 분들이 있다. 이런 분들은 어김없이 척추가 내려앉아 있는 걸 확인할 수 있다. 디스크가 내려앉았는데 피부는 줄어들지 않았기 때문에 피부 바깥에 주름이 생기는 것이다. 나이가 들면 키가 줄어든다고 하는데, 디스크가 퇴화해 척추뼈 사이 간격이 좁아지면 그럴 수밖에 없다. 척추 디스크 24개가 1mm씩만 줄어들어도 키가 2.4cm 줄어든다는 계산이 나온다.

금침으로 척추 주변 근육을 강화하는 치료를 할 수 있는데, 퇴행성 변화로 디스크가 있는 관절에 이상이 있을 때는 복근을 비롯한 속근육을 강화하는 것이 가장 효과적인 치료법이다. 여자가 남자보다 관절염이 더 많이 발병하는 것은 여성의 근육이 상대적으로 약하기 때문이다. 여성들이 상대적으로 남성만큼 근력운동을 많이 하지 않는 것도 원인이다. 나이가 들어 여성 호르몬의 분비가 적어지면 근력도 떨어지고 피하지방도 늘어나서 관절에 부담을 준다.

골반은 우리 몸의 주춧돌이고 척추는 기둥이다. 나이가 들면서 뼈 기능이 떨어지는데, 그렇다 해도 근육이 잘 지탱하고 있으면 척추도 지탱해 낼 수 있다. 우리 몸 전체 근육의 70%는 하체에 몰려 있기 때문에 복부 속근육과 함께 골반과 허벅지 근육을 튼튼하게 하는 것이 중요하다. 큰 근육이 좋아지면 통증도 많이 개선된다.

관절통 때문에 금침 시술을 받았다면, 간 기능을 보하는 침 치료를 함께 받는 것도 좋다. 간주근(肝主筋)이라고 해서 한의학에서는 간이 근육을 주관하는 것으로 본다. 근육이 약해서 생기는 관절 문제도 간 기능을 보하는 치료를 하면 근육이 강해지고 관절까지 좋아지는 경우가 있다.

디스크 수술, 함부로 하면 안 된다

통증 개선을 위해 척추 라인 근육 전체에 금침 시술을 한 59세 남성의 사례가 있다. "목디스크로 수술을 두 번 했어요.

뒷목도 아프고 팔이 시리고 저린 데다가 허리까지 아파요. 온몸이 다 엉망이에요." 그는 목도 아프고 허리도 아프지만 또 수술을 할 수는 없다고 했다.

흔히 '디스크'라고 부르는 병명은 사실은 척추뼈와 척추뼈 사이를 이어주는 구조물의 이름이다. 의학적으로는 '추간판'이라고 부르는데, 척추에 유연성을 주고 충격을 흡수하는 쿠션 역할을 한다. 추간판은 내부에 수핵이 있고 그것을 섬유륜이 감싸고 있는 구조로 돼 있다(그림 3-5 참조). 그런데 잘못된 자세가 계속되거나 육체적인 과부하, 강한 충격, 퇴행성 변화 등의 이유로 손상된 섬유륜을 뚫고 젤리 형태의 액체인 수핵이 흘러나올 수가 있다. 이것이 '추간판탈출증', 우리가 흔히 질병으로 말하는 '디스크'다. 요즘에는 이것이 추간판 전체가 아니라 내부에 있는 수핵이 흘러나오는 것이라고 해서 '수핵탈출증'이라고 부르는 추세다.

수핵탈출증으로 수핵이 흘러나오면 주변의 신경을 압박하거나 염증 반응을 유발해 통증과 저림이 올 수 있다.

이 환자의 뒷목 통증과 팔 저림 증상은 목디스크의 후유증이었다. 목디스크는 아래쪽으로 허리뼈까지 광범위하게 다 영향을 주는 편이다. 목디스크가 오면 시간차를 두고 허리디스크가 올 정도로 허리에 압력이 많이 올라간다. 목이 아프면서 허리도 아픈 증상이 이어지는 것이다.

사실 디스크 수핵이 빠져나와 신경을 압박했어도 시간이

지나면 저절로 통증이 줄어드는 경우가 많다. 요새는 한의원뿐만 아니라 정형외과에서도 무리하게 디스크 수술을 권하지 않는 곳이 늘어나는 추세다.

이 환자의 경우에는 자세가 나빠서 척추 질환이 생긴 건 아니었다. 다만, 장시간 서류를 봐야 했고 일자목이 나타났기 때문에 항상 피로했다. 사람의 머리는 5kg 내외로 상당한 무게를 지니는데, 그 무게를 버티기 위해 7개의 경추는 C커브 형태를 이루고 있다. 그런데 장시간 머리와 목을 앞으로 내미는 자세를 지속하다 보면 목 주변 근육이 긴장하면서 목의 곡선이 일자로 바뀐다. 심지어 심하면 역C자 커브가 되기도 한다. 스마트폰에 푹 빠져 있을 때 경추에 실리는 압력은 27kg이라는 연구도 있다. 목뼈가 머리의 무게감을 제대로 분산시키지 못하면 허리뼈, 꼬리뼈까지 그 부담이 전달될 수 있다.

지속되는 뒷목 통증과 팔 저림을 해결하는 것이 이 환자를 치료하는 데 있어 목표였는데, 한의원에 꾸준히 방문하는 것이 스케줄상 어려웠기 때문에 전신교정을 목표로 금침 시술을 결정했다. 시간이 날 때마다 오셔서 100개의 금실을 척추 전체에 시술했고, 총 7회 동안 700개가량 시술했다. 특이할 만한 것은 이분이 추위를 엄청나게 많이 타는 체질이라 한여름에도 에어컨을 끄고 담요를 덮어야 했다는 것이다.

“척추 교정 후 체질까지 달라졌어요”

전신교정 금침을 하는데 자세를 바로잡는 것이 목적일 때는 구조적으로 틀어진 체형을 교정하기 위해 근육을 바로잡는 침술을 주로 쓴다. 몸이 비뚤어졌다는 것은 한쪽 근육은 강화되고 한쪽 근육은 약화되어 강해진 쪽이 단축되거나 약화된 쪽이 늘어져서 몸이 틀어졌다는 의미다. 단축된 근육은 풀어주고 늘어진 근육은 보강하기 위해 근육에다 금실을 놓는 것이 일반적인 체형 교정을 위한 금침이다.

그러나 이 환자의 경우에는 척추가 틀어져 있는 것은 아니었기 때문에, 척추 전체의 기능을 개선시키는 방향으로 금침 시술을 실시했다. 12경락의 경혈 위치는 근육의 치료점과 조금 다르고 침을 놓는 깊이도 차이가 있다. 후두부에서 시작해 목, 등, 허리, 꼬리뼈까지 금침을 시술하여 척추 전체를 안정화시킨 다음 앞쪽으로 복부의 중요한 경혈에도 금침 시술을 했다. 그렇게 하여 신체의 앞과 뒤 균형을 맞추었다.

100개씩 2회차 금침 시술을 한 이후부터 환자의 통증과 저림이 사라지기 시작했다. 그전까지 반신반의했던 환자가 몸이 좋아지자 꾸준히 내원했다. 그런데 5회차 시술을 했을 때부터 눈에 띄게 달라진 점이 있었다. “안 추우세요? 담요 안 덮으세요?” 물어보니까 “아 참, 제가 얼마 전부터 추위를 안 타요” 하는 것이다. “나는 젊을 때부터 원래 추위를 많이 타는 사람이에요"라고 했던 분이 맞나 싶었다.

항염 작용과 재생, 회복은 물론 약해진 경혈 전체가 보강되는 전신교정의 효과가 제대로 작동한 것으로 보인다. 금이 모자란 기를 보충하는 효과가 있어서 탁월한 효과를 본 것 같다. 금침은 침의 효과에 금의 효과까지 더해진 것이다. 일반적인 침으로도 막힌 경락을 뚫어주고 치료하는 효과는 있지만 보(補)하는 작용은 약하다. 금침은 순환만 잘 시키는 것이 아니라 보해주는 작용도 있다.

통증 제어는 물론 소염, 항염, 재생까지

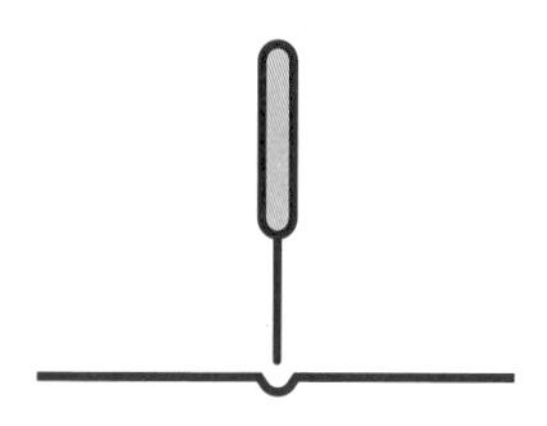

류머티스 관절염 때문에 만성적인 통증에 시달리는 55세 여성 환자가 있었다. 류머티스 관절염은 면역반응에 이상이 생겨 자기 세포를 공격하는 자가면역질환이기 때문에 면역 억제 치료를 한다. 치료를 하고 나면 2~6개월 동안은 증세가 완화되지만, 다시 간헐적으로 통증이 발현되다가 심해진다. 염증이 심해지면 연필도 못 쥐고 그릇도 못 잡고 손가락을 구부리기도 힘들 만큼 손가락이 아프다. 『동의보감』에서는 이 지절통(肢節痛)을 호랑이가 깨물어놓은 것 같은 통증이라고 표현한다. 심하면 조직 변성이 일어나면서 관절의 모양이 뒤틀린다.

증상 개선을 위해 면역억제제를 먹고 있었던 환자는 장기간 복용을 부담스러워했다. 상담 후 금침 시술을 시행하고 나서 염증이 가라앉자 모양이 변형된 관절이 많이 되돌아왔다. 특별히 약을 안 먹어도 통증이 그리 심하지 않아서 견딜 만하다고 했다. 금침의 소염, 항염 효과가 잘 작동한 사례다.

"하지 마비였는데 감각이 살아났어요"

자동차를 운전하고 가다가 타이어가 문제가 생겼거나 기름이 떨어지면 경고등이 켜진다. 마찬가지로 사람의 몸에서는 통증으로 신호를 준다. 통증이 생겼다면 몸이 뭔가 잘못돼 가고 있다는 신호다. 그러나 만약 통증이나 감각을 느끼지 못한다면 그건 더욱 심각한 상태다. 치료 과정에서 통증이나 감각을 느낀다면 호전되고 있다는 증거가 된다. 통증을 느끼지 못하는 마비 환자에게 금침 시술을 해서 근육 강화와 함께 감각이 살아난 사례가 있다.

교통사고 후유증으로 요추디스크성 하지 마비가 온 50대 초반의 남성이 있었다. 교통사고를 겪은 이후로 오른쪽 다리에 마비가 와서 엄지발가락과 검지발가락이 남의 살처럼 느껴지는 무감각한 상태라고 했다. 걷지 못하는 것은 아니었지만 마치 중풍 환자처럼 발을 끌고 다니는 것처럼 걷고 있었다. 두 개의 발가락에 감각이 없다 보니 툭하면 넘어진다고 했다.

상태가 이렇다 보니 근육은 심각하게 말라 있는 상태였다. 근육이 말랐다면 인대, 힘줄, 뼈도 같이 약해지고, 신경 기능이나 혈류의 약화도 동반된다. 일반적으로 근육마름증은 적절한 운동을 하지 못할 때, 특정 부위에 움직임이 없어졌을 때 발생한다. 예를 들어 허리가 굽은 할머니는 허리 뒤 근육이 매우 말라 있다. 건강한 사람이라도 만약 움직이지 않고 계속 누워만 있다면 열흘만 지나도 근육이 현저하게 줄어드는 것을 느낄 수 있다. 근육이 소실되지 않는 상태로 살 수 있다면 우리는 누구든 100세까지 건강을 유지하며 살 수 있을 것이다.

이 환자는 교통사고 전부터 허리가 아팠다고 하는데 전반적으로 상당히 심각한 몸 상태로 내원했기 때문에 강력한 효과를 볼 수 있는 치료를 선택해야 했다. 근력도 키우면서 신경의 기능이 살아나길 기대할 수 있는 것이라면 금침보다 뛰어난 것은 없다. 가는 금실로 30개씩 3회에 걸쳐 금침 시술을 했다. 처음 1회차 시술을 할 때 그는 정말 아파했다. 다리는 마비 증세가 와서 감각이 무디게 느껴졌을지라도 통증을 느끼는 허리는 더욱 예민해져 있어서 금침 시술을 할 때 더욱 아파했던 것 같다.

1회차 시술을 하고 10일 동안 그는 움직일 때마다 아팠다고 한다. 그후로는 통증이 가셨고 시술 받은 부위가 톡톡 건드려지는 느낌이 있다고 했다. 그런데 움직일 때 금실이 건드려지는 느낌이 드는 것이 너무 좋다고 했다. 통증을 못 느끼는 하지 마비 환자가 발에 감각을 느끼기 시작하다니 환자 입장에서는 환영할 일이었던 것이다.

이분을 통해 금침이 근력 강화와 조직 재생의 기능을 보여준다는 사실에 더욱 확신이 들었다. 통증이란 신경이 살아 있는 곳에서 전달되는 신호다. 통증이 없다면 우리는 아픈 부위를 알지 못할 것이고 치명적인 상처나 질병의 신호를 잡아내지 못해 위험에 빠질 수 있다. 남의 살 같았던 발가락이 따끔거리는 걸 느낀다는 것은 마비가 풀리고 신경이 살아나고 있다는 증거다.

그는 이후로도 허리와 다리의 근력이 강화됐고 살도 붙었다. 육안으로도 확연히 알아볼 수 있을 만큼 상태가 좋아졌다.

재발은 쉽고 치료는 어려운 켈로이드성 피부

이 환자는 허리와 다리에 금침 효과를 확실히 보고 나서 가슴에 있는 흉터에도 금침 시술을 하기를 원했다. 예전에 다친 적이 있었다고 하는데, 마치 데인 것처럼 우겨진 모양새를 하고 있었다. 그 흉터 자리에는 통증과 가려움증이 있어서 매일 고생했다고 한다. 그는 켈로이드(keloid)성 피부였다.

켈로이드란 피부 조직이 상처에 과민반응을 해서 섬유 조직이 비정상적으로 밀집되게 성장해 부풀어오르는 것이다. 상처가 아물면서 결절 형태로 우둘투둘하게 솟아오르는데, 피부 진피층 내의 콜라겐 섬유가 과다증식을 하는 것이 원인이다. 상처 부위가 크면 수술을 하거나 레이저치료, 냉동치료 등의 방법을 쓰기도 하는데 재발이 잘 되고 치료 효과도 좋지 않다. 또 근본적인 원인을 모르기 때문에 난치성 흉터로 분류된다.

자신이 켈로이드성 피부라는 것을 모르고 귀를 뚫거나 문신을 했다가 흉터가 부어오르고 딱딱해진 후에야 병원에서 켈로이드로 진단받는 경우도 많다. 상처가 생긴 후 오랜 시간이 지나서야 생기는 경우도 많고 이 환자처럼 가려움증과 통증이 동반되기도 한다.

그는 이 부위에도 가는 금실로 금침 시술을 받았다. 신기하리만큼 효과는 좋았다. 통증이 없어지고 가려움증도 사라졌는데, 무엇보다 놀라운 것은 흉터가 없어졌다는 것이다. 이분에게 나타난 금침의 효과는 염증을 없애는 소염 작용, 통증을 가라앉히는 진통 작용, 조직을 새롭게 하는 재생 작용 등 복합적인 것이었다.

금침 시술을 한 이후에도 이분은 지속적인 관리를 위해 가끔 한의원에 내원한다. 마비가 있었던 발에 신경이 살아나고 있긴 하지만 관리가 더 필요하다. 추나요법을 계속 해주면서 침으로 잔근육들을 계속 자극해 주고 있다.

4장

혈액이 가는 곳에 영양이 간다

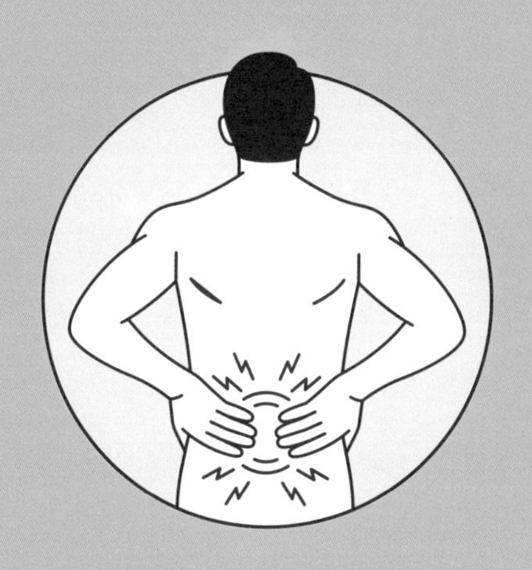

모세혈관이 살아나면 순환이 좋아진다
노폐물이 쌓이면 벌어지는 일
순환이 나빠지면 멍이 잘 든다
안구건조증은 혈액 순환의 문제다
탈모는 열과 순환을 다스려야 한다
골반 순환이 잘 되면 소변 장애가 사라진다
혈액 순환이 안 되면 결절이 잘 생긴다
폐경기 전후의 질건조증, 고칠 수 있다

모세혈관이 살아나면 순환이 좋아진다

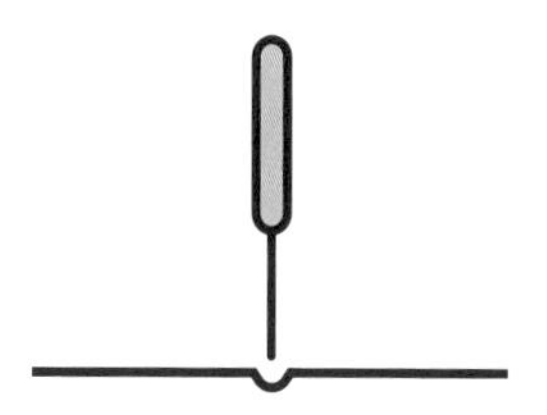

혈관이라고 하면 우리는 동맥과 정맥을 먼저 떠올린다. 심장에서 분출되는 혈액이 대동맥으로 보내지면, 다시 온몸으로 보내기 위해 대동맥에서 갈라져나온 세동맥으로 이동한다. 그리고 그보다 더 가느다란 모세혈관으로 이동해 각 조직의 세포에 산소와 영양분을 공급한다. 온몸으로 보내진 혈액은 쓰임을 다한 후에 심장으로 다시 되돌아오는데, 이때는 두 갈래 길이 있다. 하나는 모세혈관을 통과해 세정맥으로 이동하고 대정맥을 통해 다시 심장으로 들어오는 것이다. 또 하나는 모세혈관에서 일부 조직액이 림프관으로 이동하는 것이다. 소장에서 지방을 운반하거나 세균, 바이러스, 이물질 등을 걸러내기 위한 통로다.

그림 4-1 동맥은 영양과 산소, 정맥은 노폐물과 이산화탄소를 나른다

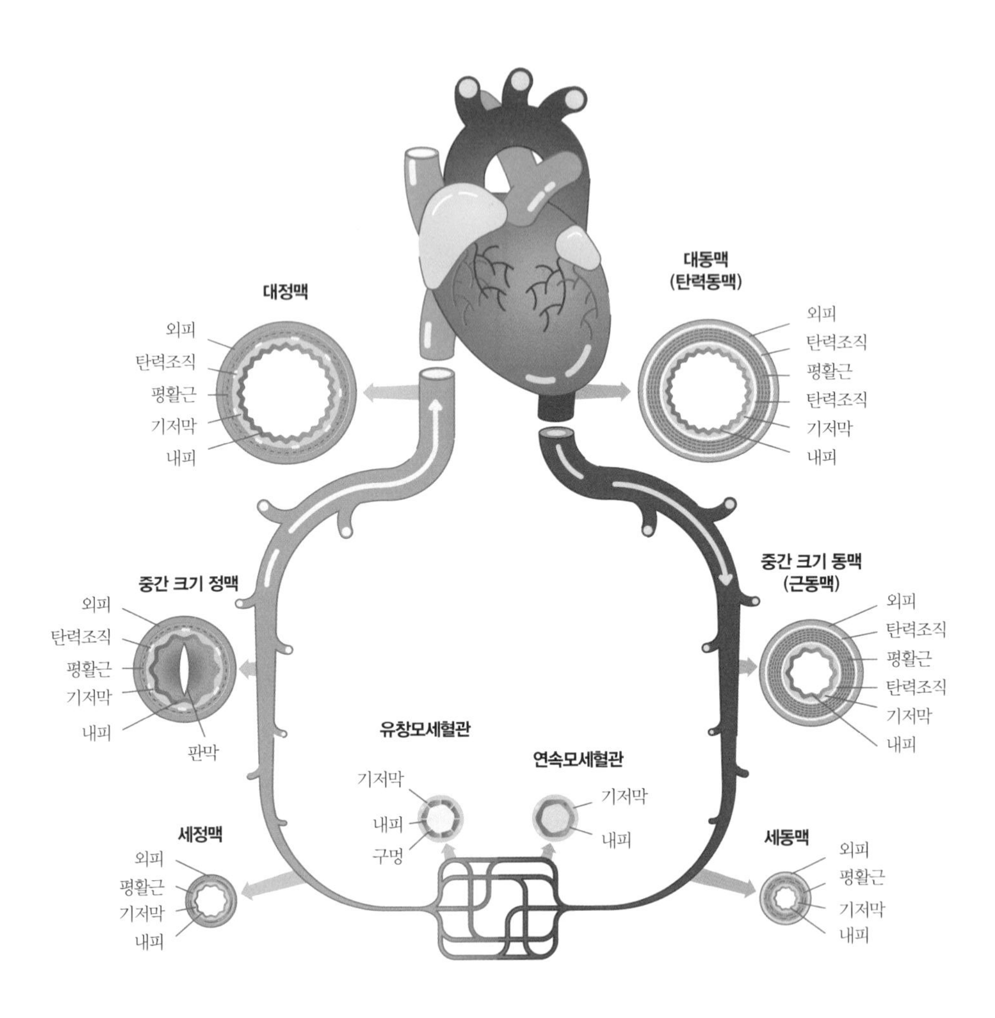

전신에 분포한 모세혈관은 그물망처럼 얽혀 있다. 한 겹의 내피로 이루어져 있어 이를 통해 혈액과 조직 사이에 산소, 대사물, 노폐물 등을 교환한다. 동맥의 혈관 끝에 위치하는 모세

혈관에서는 동맥혈이 영양과 산소를 조직에 운반하고, 이산화탄소와 노폐물을 받아 정맥혈로 순환한다(체순환). 이 정맥혈은 폐순환을 거쳐 다시 산소와 영양을 충전해서 돌아온다.

모세혈관이 닿지 못하면 영양도 가지 못한다

모세혈관의 굵기는 10μm, 즉 0.01mm 정도로 적혈구 하나가 겨우 지나갈 수 있을 정도의 크기이며, 머리카락 굵기의 10분의 1 정도로 가늘다. 모세혈관의 입구에는 괄약근(조임근)이 있어 모세혈관의 혈류를 조절하고, 혈관벽에 위치한 평활근(민무늬근)은 흐르는 혈류량을 조절한다.

일반적으로 혈류라고 하면 모세혈관의 혈액 순환을 말하며, 혈관의 95%는 모세혈관으로 구성된다. 혈액 순환이 잘 되면 선분홍색의 맑은 혈액이 막히지 않고 잘 흐른다. 건강한 사람의 혈액이 온몸의 혈관을 한 바퀴 도는 데는 30~50초 걸린다고 한다. 빠르게 흐르는 혈액이 온몸에 산소와 영양을 공급해야 생명활동이 유지되는 것이다. 그런데 적혈구끼리 붙어서 덩어리가 커지거나 수분이 부족해서 끈적끈적해지면 가느다란 모세혈관을 통해 조직으로 잘 가지 못한다.

예를 들어 피부 조직은 24시간 내내 쉬지 않고 모세혈관을 통해 산소, 수분, 영양물질 등을 지속적으로 공급받아야 윤

그림 4-2 모세혈관은 온몸에 퍼져 있다

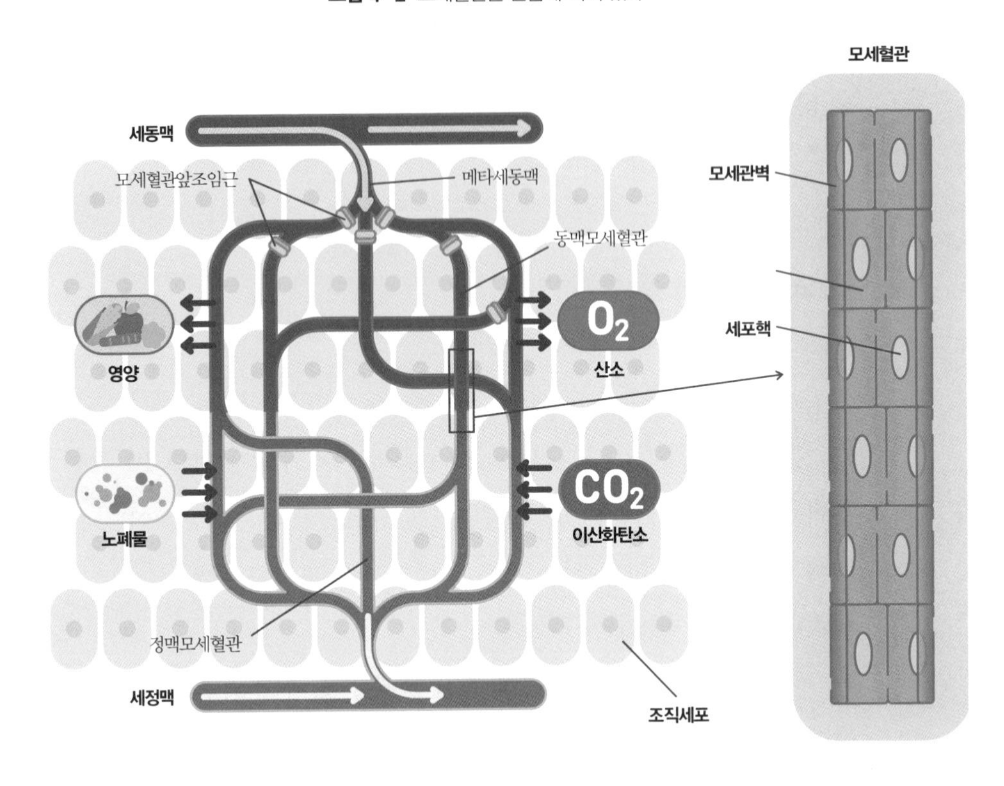

기 있는 건강한 피부를 유지할 수 있다. 단 몇 분이라도 산소와 영양을 골고루 공급받지 못한다면 피부세포는 병들거나 죽어버릴 것이다. 나이가 들고 모세혈관이 망가지면 피부는 수분과 영양분을 받지 못해서 점점 늙어간다. 피부를 아름답고 탄력있게 유지하는 방법은 막힌 모세혈관을 뚫어 혈액 순환을 촉진시키고 유해물질을 제거하는 것이다.

동맥경화, 심근경색, 뇌졸중, 암까지 거의 대부분의 질병은 혈류를 개선하는 것이 최선의 예방법이다. 세포와 조직 차원에서 혈액 순환은 생명활동의 거의 전부라고도 할 수 있다. 내 몸의 혈액 순환에 도움이 되려면 식습관과 운동에 신경써야 한다. 운동을 하면 근육량이 늘어나는데, 많아진 근육을 유지하려면 모세혈관이 많아질 수밖에 없다. 막히고 정체된 모세혈관이 제 역할을 하려면 자극과 운동을 통한 재생이 필요하다. 금침이 노화와 관련한 증상들에 탁월한 효과를 보이는 것은 바로 모세혈관의 혈류 개선에 탁월하기 때문이다. 피부와 근육에 대한 금침 자극은 자연스럽게 내 몸의 치유 기능을 되살려준다.

"만성염증으로 코에 종기가 나요"

코에 염증이 잘 생긴다는 55세의 남성 환자가 있었다. 이 분의 가장 큰 문제는 코에 자꾸 종기가 나는 것이었는데, 반복되는 염증에 환자는 지쳐 있는 상태였다. 워낙 만성적으로 염증이 반복되다 보니 사방팔방으로 치료법을 찾아다닌 것 같다. 그러다 금침에 대한 이야기를 듣고 소개를 받아 온 것이다.

"코에 뾰루지 같은 게 잘 나요. 30년은 넘게 염증이 반복되고 있는데, 조금 낫는 것 같으면 또 여드름이 생기고 조금 낫는 것 같으면 또 고름이 생기곤 합니다."

만성적으로 코에 염증이 반복되는 것은 혈액 순환의 문제라고 할 수 있다. 이런 상태라면 아무리 이비인후과를 다녀봐야 소용없었을 것이다. 대증요법으로 소염제를 먹는 정도였을 것이고, 그것이 근원적인 치료는 되지 못했던 것이다.

피부 중에서도 열이 많이 몰리는 곳이 코를 덮고 있는 피부다. 이분도 그랬지만 코에 금침을 놓으면 피가 굉장히 많이 난다. 말초 모세혈관이 많이 모여 있는 곳이기 때문이다. 코는 피부 중에서도 가장 바깥쪽으로 노출돼 있는 부위 중 한 곳이다. 추운 지역에서 동상에 잘 걸리는 부위도 코와 귀다. 겨울철 바깥에서 찬바람을 맞을 때 다른 데는 괜찮은데 코끝이 유난히 차갑게 얼어버릴 것 같은 경험을 해봤을 것이다.

주사비(酒皶鼻)라고 해서 술을 마시면 코가 빨개지는 사람이 있다. 일명 '딸기코'라 부르곤 하는데, 코와 얼굴의 혈관이 비정상적으로 확장하면서 쉽게 빨개지는 질병이다. 유난히 혈관이 쉽게 늘어나지만 수축은 덜 되는 상태라고 할 수 있다. 몸 곳곳에 만성적인 염증이 생겨 혈관 건강이 나빠지면 주사비가 생길 위험이 커진다는 연구도 있다.

핵심은 혈액 순환과 조직 재생

이 환자는 금침 시술 후에 며칠이 지나고 얼굴 사진을 찍어서 보내주었는데, 붉은 색이 많이 사라져 있었다. 금침 시술 후 바로 일상생활이 가능했기 때문에 불편함도 없었다고 한다. 무엇보다 종기가 없어졌기 때문에 본인은 무척 만족해했다. 한 달 후 다시 찍은 사진을 또 보내왔는데, 코의 울퉁불퉁한 것이 없어져 매끈해졌고 피부의 울긋불긋한 기운이 상당히 개선됐다.

"염증이 사라지니까 정말 세상 행복해요. 아내와 딸들도 제 얼굴 톤이 좋아졌다고 그럽니다. 여성 동료들은 도대체 요즘 뭘 하셨냐고 바로 물어볼 정도로 달라졌어요. 몇 달 동안 로션을 한 번도 안 발랐을 정도로 보습도 좋아졌습니다."

그는 손에도 염증이 생겼다가 없어지고 생겼다가 없어지고 서너 달씩 반복되곤 했다고 한다. 금침 시술 후에는 염증이 생기더라도 금방 사라지는데, 이게 30년 만에 처음 있는 일이라 너무 좋다고 강조했다. 젊은 시절에 화학물질을 다루는 업무를 해서 피부가 굉장히 안 좋아졌는데, 지금은 몸이 전반적으로 다 좋아져서 기분이 좋다고 했다.

이 환자는 금침에 대해 처음엔 겁을 냈던 것과 다르게 "혈액 순환과 신진대사가 상당히 좋아진 기분이 든다"면서 나중엔 그 효과를 상당히 신뢰하게 되었다. 그리고 탈모에도 금침 시술을 받기를 원했다. 시술하고 6개월 후에는 머리 감을 때 빠지는 머리카락이 현저히 줄었다고 하면서 머리숱이 짙어진 사진을 보내왔다.

노폐물이 쌓이면 벌어지는 일

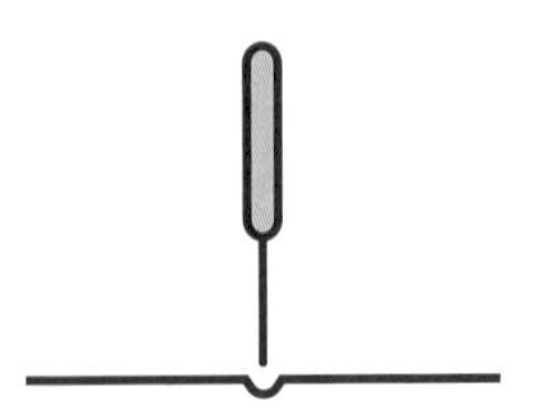

우리 몸속의 체액은 세포 내부에 함유되어 있는 세포내액 외에 혈관을 흐르는 혈액, 림프관 속을 흐르는 림프액, 그리고 세포 사이를 채우는 간질액(interstitial fluid) 등으로 구성되어 있다. 혈액은 동맥에서 모세혈관을 거쳐 정맥으로 순환하는데, 혈액 중 일부는 정맥으로 흐르지 않고 모세림프관으로 유입된다. 이를 '림프액'이라고 부른다.

림프관도 혈관과 마찬가지로 온몸 곳곳에 퍼져 있다. 림프관의 세포벽은 투과성이 높아서, 림프관 주변에 노폐물이 쌓여 압력이 높아지면 서서히 움직여 노폐물을 림프관 안으로 이동시킨다. 이때 죽은 세포, 세균, 염증 세포 등이 함께 흡수되며,

그림 4-3 림프 순환

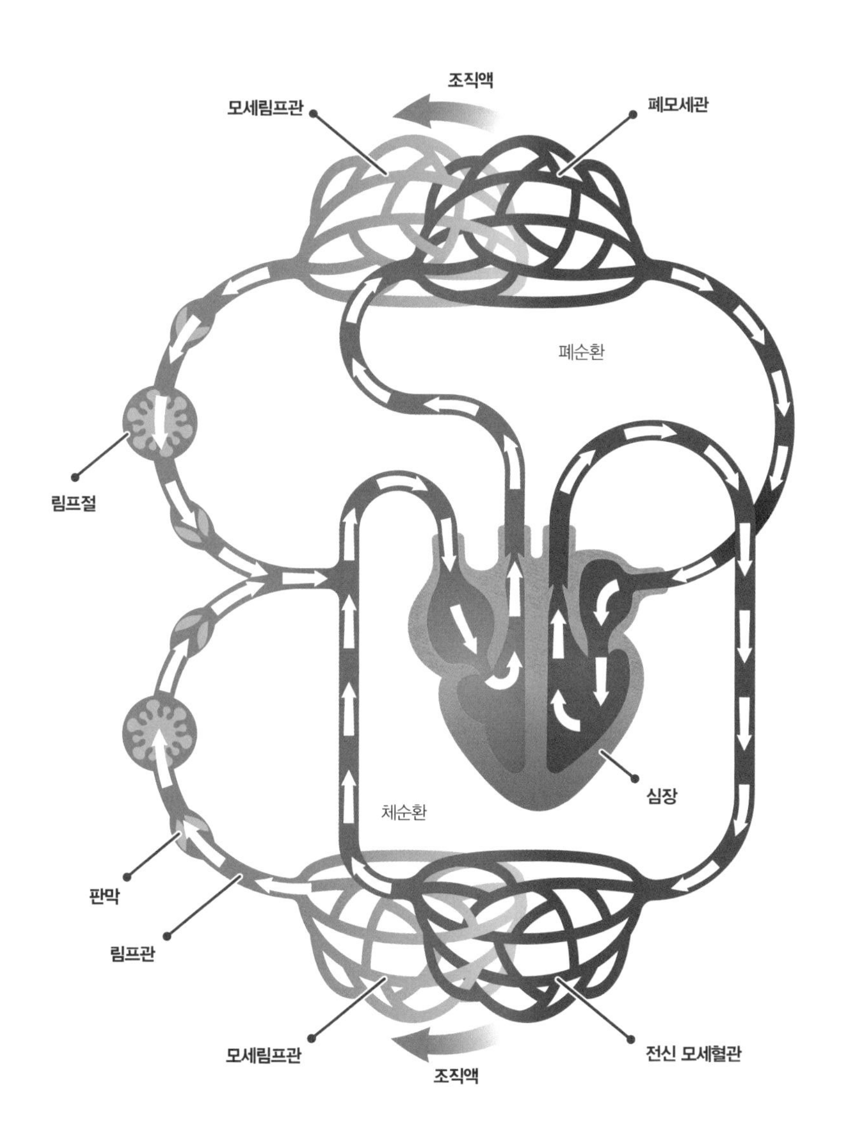

이것들은 림프절(lymph node)로 모인다.

강낭콩처럼 동그랗게 생긴 림프절에는 면역세포들이 있어서 세균, 바이러스, 노폐물을 제거하여 인체가 건강을 유지할 수 있도록 한다. 목, 겨드랑이, 서혜부 등 우리 몸의 접히는 부위에는 모두 림프절이 있다. 그리고 귀밑, 턱끝 밑, 아래턱 밑, 뒷목, 엉치 등은 림프절이 많이 모여 있는 곳이다. 여기에 편도선, 가슴샘(흉선), 비장, 충수, 적색골수 등을 합해 '림프계'라 부른다.

림프계가 제 기능을 못하면 몸이 붓는다

심장을 중심으로 닫혀 있는 관인 혈관과 달리, 림프관은 한쪽 끝이 막혀 있으며 조직세포에 대해 열려 있는 개방형 순환계다. 판막이 있어 림프 순환은 한 방향으로만 흐르는데, 모세림프관을 통해 흡수된 림프액은 쇄골하정맥(subclavian vein)에서 다시 혈류로 들어간다.

림프관 중간 중간에 정거장처럼 분포해 있는 림프절은 얇은 피막으로 둘러싸여 있는데, 혈관으로부터 B림프구, T림프구 등의 면역세포를 공급받는다. 이 면역세포들은 림프절 속에서 대기하고 있다가 림프액에 붙잡혀온 세균들을 박살내 버린다. 만약 센 놈과의 치열한 전투가 벌어지고 있다면 림프절이 있

그림 4-4 림프계와 림프절

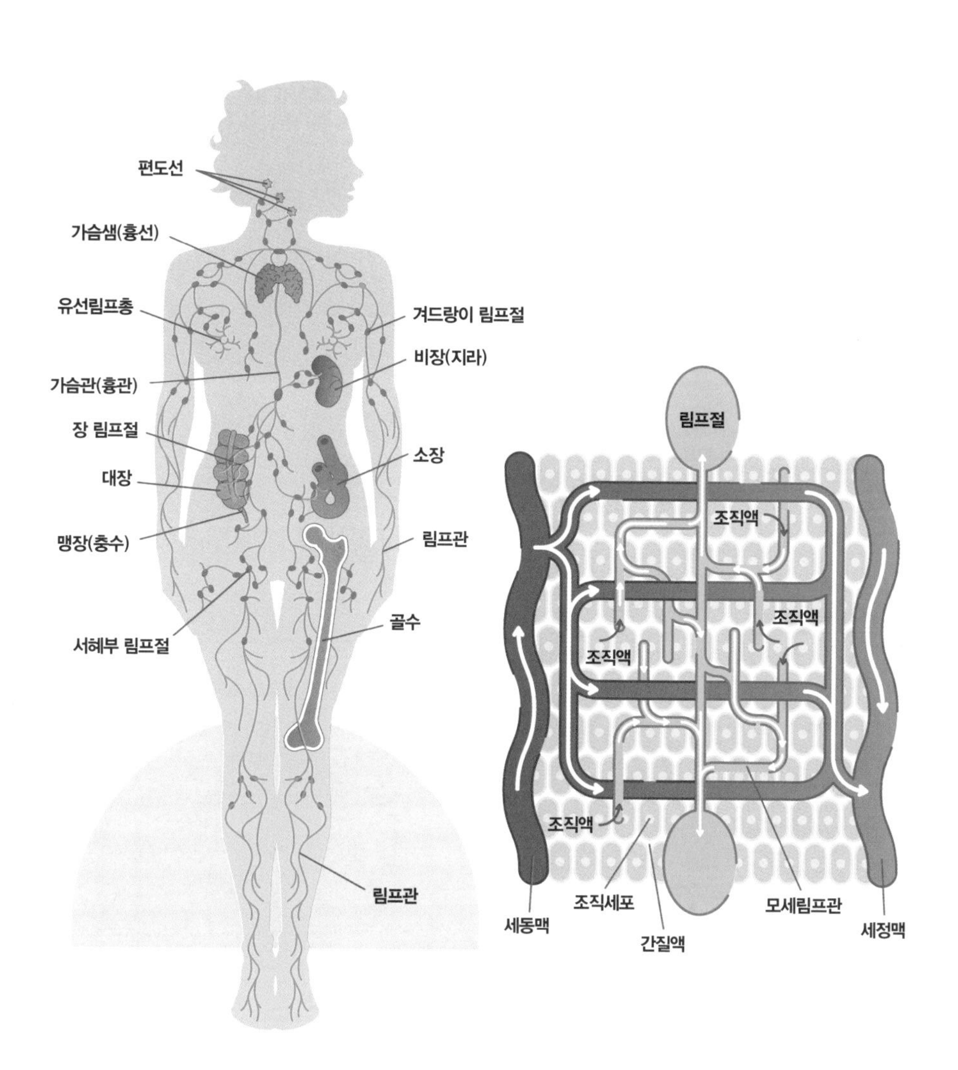

는 부위가 일시적으로 열이 나고 부을 수 있다. 암세포도 림프절에서는 예외가 없어서, 우리 몸이 건강한 상태라면 림프절에서 암세포는 공격을 받아 죽기 때문에 문제가 없을 것이다. 그러나 일부가 살아남아 빠르게 세포 증식을 하면 림프계를 따라 온몸으로 암이 퍼져나갈 수도 있다.

림프관에 문제가 생겨 림프액이 제대로 순환하지 못하고 막히면 부종이 일어난다. 혈액 순환이 안 돼서 부었다는 사람은 거의 대부분 이것이 원인이다. 부종은 모세혈관 내의 체액이 혈관 밖으로 빠져나와 간질 조직에 고여 있는 경우를 말한다. 유방암이나 자궁암 환자 중에 수술이나 방사선 치료 후 팔다리 쪽으로 림프절 손상에 의한 부종이 생기는 경우가 있다.

원활한 림프 순환에 도움을 주기 위해 평소에 편도선, 가슴선, 겨드랑이, 서혜부, 오금 등 림프절이 있는 부위를 쓸어주는 마사지를 하면 좋다. 다만, 림프관은 센 압력이 가해지면 손상될 위험이 커서 부드럽게 쓰다듬듯이 해야 한다.

림프는 면역 기관이다

림프관에서의 압력은 혈관보다 낮고, 림프액은 혈액보다 천천히 흐른다. 세포에 있는 체액은 림프관 벽으로 쉽게 잘 넘어온다. 림프관의 내피세포에는 작은 구멍이 많이 나 있어서 모세혈관에는 들어갈 수 없는 큰 이물질도 끌어들일 수 있다.

림프계의 1차적인 기능은 단백질 농도를 조절하고 체액을 혈액으로 되돌려 보내는 것이지만, 면역 기능이라는 중요한 역할도 한다. 림프액은 체조직으로 들어갈 길을 찾는 세균이나 기타 입자들을 흡수하여 림프절로 운반한다. 따라서 림프액의 성분 중 두드러진 것은 단연 림프구와 대식세포다. 몸이 외부 미생물의 침입으로부터 자신을 방어하는 면역 체계의 주요 세포들이다. 림프 조직은 몸 전체에 걸쳐 외부 미생물이 들어오기 쉬운 곳에 집중돼 있다. 림프구는 외부 침입물에 반응해서 증식하며, 일부는 그 림프절에 남고 나머지는 다른 림프절로 옮겨간다. 또 이들 중 일부는 세균의 침입에 대항해 항체를 만들고, 다른 일부는 직접 공격에 참여하여 이물질을 둘러싸 삼켜버린다.

혈액 순환 관점에서의 림프 순환

림프계는 사실상 몸 전체로 확장되는 혈관 네트워크다. 혈관이 있는 곳에는 림프도 같이 순환하는데, 림프 순환이 좋아지면 피부도 좋아진다. 또 안압을 낮출 수 있고 녹내장을 예방할 수 있다. 우리나라는 안압이 높지 않은데도 녹내장이 생기는 환자가 많은데, 시세포가 많이 죽어 있으면 안압에 상관없이 문제가 되기도 한다. 혈액 순환이 안 되고 너무 과도하게 사용했기 때문에 일어나는 증상이다. 스마트폰을 많이 들여다보는 것이 원인으로 꼽힌다.

림프 순환을 원활하게 하는 요법으로 디톡스가 있다. 디톡스는 대사 과정에서 몸에 축적된 노폐물이나 염증유발물질 같은 독소를 배출해 생명력을 회복시키기 위한 요법이다. 운동을 하는 것도 디톡스의 한 방법이다. 근육의 움직임에 의해 자극을 받을 때 림프의 움직임은 빨라진다. 물리적인 자극을 주면 더 빨리 순환하기 때문에 림프가 흘러가는 방향으로 손으로 쓸어주듯이 마사지하면 좋다.

크게 봤을 때 혈액 순환이 잘 되면 림프 순환도 잘 된다. 금침 치료는 혈액 순환을 원활하게 하는 데 탁월한데, 림프 결절이 있을 때도 뚫어주는 역할을 할 수 있다. 또 안륜근을 포함해 얼굴 근육을 두루 자극하는 금침은 녹내장 환자를 비롯해 눈이 뻑뻑하고 불편한 사람에게 상당한 플러스 알파를 줄 수 있다.

현대 한의학에서 시술하는 금침의 특이점은 근육을 다룬다는 것이다. 근육층은 피부층보다 모세혈관이 많기 때문에 금침 시술을 할 때 근육층에 금실을 안착시키는 경우가 많다. 얼굴 리프팅이든 통증 개선이든 모두 혈액 순환이 핵심이다. 그런데 림프 순환까지 감안하지 않으면 중요한 문제를 놓칠 수가 있다. 림프 순환이 좋아져야 염증과 붓기도 빠진다.

림프가 처지면 조직 속에 림프액이 차 있는 모양새가 된다.

스펀지가 물을 먹고 있는 상태와도 같다. 예를 들어 비염이 있다면 여기에 있는 물을 빼는 작업이라고 생각하면 쉽다. 림프순환의 흐름을 감안해 아래쪽에서 물을 빼줄 것인가 물이 흐르게 막힌 걸 뚫어줄 것인가 판단해야 한다.

순환이 나빠지면 멍이 잘 든다

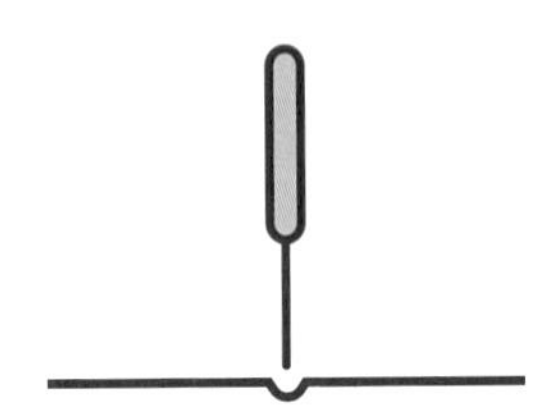

멍이 든다는 것은 피부에 가해지는 어떤 손상에 의해 말초의 가느다란 모세혈관이 파열되었을 때 검붉게, 퍼렇게 보이는 것이다. 우리 몸에는 자가치유 능력이 있으므로 이것들이 처리되면서 멍의 색깔은 녹색, 노란색, 갈색으로 변해가기도 한다.

보통은 어딘가에 부딪히면 몸에 멍이 생긴다. 그런데 분명히 부딪힌 일이 없는데도 몸에 멍이 생긴 것을 발견할 때가 있다. 체질적으로 어린아이가 혈소판이 부족해서 그럴 수도 있고, 노화로 인해 보호성 쿠션 역할을 하는 지방층이 줄어들어서 그럴 수도 있다. 또는 자반증, 혈우병처럼 혈액이 적절히 응고되지 않아 원인을 알 수 없는 멍을 만드는 경우도 있다.

모세혈관에 손상이 생기는 이유는 여러 가지가 있지만, 멍이 들었다면 그것은 내부 혈관 파열을 의미한다. 한의학적으로는 어혈이 생긴 것이다. 생리적인 기능을 잃어버려 쓸모없게 된 탁하고 더러운 혈액이 어혈이다. 혈액에 노폐물이 많아 어느 지점에서 뭉치거나 약해진 혈관에 찌꺼기가 많이 껴서 혈액이 흐르지 못하고 막히면, 압이 높아져서 터지므로 자연스럽게 내부 파열이 생기고 그것이 멍으로 보이는 것이다.

멍이 잘 드는 사람은 이 어혈을 풀어야 한다. 일상생활에서는 식재료를 신선하게 유지하고 야채를 많이 먹어서 미네랄이 부족해지지 않게 해야 한다.

절개수술에 유착은 반드시 따라온다

성형외과에서 안면거상술을 받는 경우에도 멍이 심하게 올라오는 경우가 있다. 40대 중반인 한 여성의 사례가 있다. 한쪽 뺨이 유난히 부어오르고 퍼렇게 된 채 내원한 그녀는 양쪽 볼이 모두 불편한데 특히 왼쪽이 심하다고 하소연했다. 한 달 반쯤 전에 리프팅을 위해 안면거상술을 받았다고 하는데, 양쪽 볼이 퍼렇게 멍들고 퉁퉁 부어 있었다. 안면거상술은 절개를 하고 피하조직을 광범위하게 박리하는 교정을 한 다음 남는 피부를 절제하는 방법으로 주름을 없애는 방법이다.

"수술한 부위부터 시작해서 빵이 온통 바늘로 찌르는 것처럼 콕콕 쑤셔요. 손만 살짝 대도 아파서 죽을 지경이에요. 너무 힘든데 침술로 고칠 수 있는 방법이 없을까요?"

그녀의 통증은 절개수술로 인한 합병증으로 유착(癒着)이 생긴 것이 원인이었다. 수술받은 성형외과에 갔더니 다시 절개를 해서 재수술을 해주었다고 하는데, 유착은 풀릴 기미가 없고 너무 힘들다고 했다. 빵에는 넓게 푸르스름한 멍이 보였고, 피부는 두꺼워져 있었다. 혈액 순환이 안 되고 있어서 어혈이 생긴 상태였다. 피부는 이전보다 팽팽해졌을지 모르겠지만 그 통증을 한 달 넘게 참고 살았으니 너무 안쓰러운 일이었다.

유착이란 원래는 서로 분리돼 있어야 할 피부, 막 등의 조직이 염증 때문에 서로 들러붙는 것을 말한다. 복강 내 장기에 문제가 생겨 개복수술을 할 때도 복막염을 일으키면서 유착되는 경우가 있다. 특히 장 유착이 생기면 내용물이 통과하지 못하는 장폐색으로 이어지는 심각한 상태가 될 수 있다.

이렇게 절개수술을 한 뒤에 유착이 일어나는 경우는 생각보다 상당히 많다. 몸에 칼을 댔다면 유착은 어쩔 수 없이 따라온다. 수술이 아무리 잘 됐어도 크고 작은 정도의 차이가 있을 뿐 유착은 숙명이다.

제왕절개 수술을 한 사람도 20, 30대에는 그렇지 않았는데 50대에 갑자기 배가 차고 뭉친다며 불편감을 호소하는 경우가 있다. 젊을 때는 활력이 있어서 잘 모르고 지내다가 나이가 들면서 유착된 부위가 점점 더 순환이 안 되면서 문제가 생기는 것이다.

근육을 살려야 주름이 없어진다

성형수술로 얼굴에 유착이 생긴 이 여성은 리프팅을 위해 잡아당겨진 근육층 위아래로 혈관이 눌리고 막혀 있었다. 어혈을 풀어주는 치료를 하면서 주변 세포들을 활성화시키고 혈액순환을 개선시켜야 유착된 부분이 부드러워질 것이다.

사혈을 해서 피를 빼주면 회복되기는 하겠지만, 자주 해줘야 하고 치료 기간은 오래 걸릴 것이다. 누군가 내 다리를 깔고 앉으면 저리고 피가 안 통하는 것처럼, 혈액이 흐르지 못하고 오랫동안 막혀 있으면 심할 때는 괴사될 수도 있다. 무엇보다 환자의 통증이 너무 심했다.

환자와 상담을 한 뒤에 얼굴의 유착된 부위에 금침을 촘촘하게 시술하기로 했다. 상대적으로 유착이 덜한 오른쪽 뺨에는 50개의 금실을, 유착이 심한 왼쪽 뺨에는 70개의 금실을 시술했다.

금에는 미세한 전류가 흐르고 있는데, 이것이 우리 몸에 들어가면 이온의 이동이 한쪽으로 치우치지 않도록 원활하게 해준다. 만약 우리 몸의 생체전류가 한쪽으로 치우쳐서 흐르면 한쪽은 경직되고 한쪽은 약해질 것이다. 그래서 금이 들어간 화장품을 바르면 혈액 순환을 촉진하고 노폐물을 배출해 준다고 하는 것이다. 금침 시술을 하면 가는 금실들이 혈액 순환을 원활하게 유도하면서 유착된 부위를 부드럽게 해줄 뿐 아니라 안면근육도 건강하게 만든다.

"원장님, 이제 좀 살 것 같아요. 통증이 싹 없어지고 붓기도 가라앉았어요. 혹시라도 얼굴의 딱딱하고 묵직한 게 안 없어져서 계속 그대로 살아야 할까 봐 너무 우울했어요."

한 달 후쯤 환자를 다시 만났을 때 들은 말이다.

금침이나 약실 매선 시술 후에도 모세혈관을 건드려 멍이 드는 경우가 있는데, 혹시라도 그랬다면 어혈을 배설하고 순환을 빠르게 해주는 후속 치료를 하면 좋다. 어혈을 풀어주는 탕약을 처방하기도 하고, 비타민K 연고를 도포하는 방법도 좋다. 무엇보다 금침은 부위에 따라 다르긴 하지만 며칠 지나면 콜라겐이 채워지고 조직 재생과 함께 멍도 곧 깨끗이 없어지기 때문에 결국엔 만족도가 높다. 근육이 약하면 혈관이 잘 터지는데 금실이 지속적인 자극을 주어 재생 기능이 더욱 활성화된다.

안구건조증은 혈액 순환의 문제다

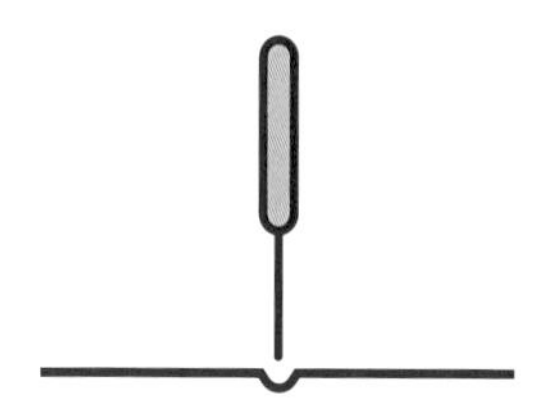

안검하수는 눈꺼풀이 처져서 눈이 잘 안 떠지는 상태를 말한다. 다른 질환 때문에 발생할 수도 있지만 주로 근육의 약화로 인한 눈꺼풀의 처짐으로 발생하는 경우가 많다. 우리나라도 고령 사회가 됨에 따라 그 환자 수도 늘어나고 있는 추세다. 처짐이 심하다면 시력 약화, 신경 증상, 두통, 만성피로 등이 동반될 수 있다.

성형외과에서는 늘어진 피부를 잘라서 위로 붙이는 인위적인 수술을 하는데, 수술을 잘못하면 눈이 안 감기는 부작용이 발생할 수도 있다. 그렇게 되면 안구건조증이나 눈부심 증상도 나타나고 특히 잠을 잘 때도 눈을 뜨고 자는 불편함이 있어 재수술하는 경우도 발생한다. 그러나 안륜근이 약화된 경우라면 수술은 효과가 떨어진다.

근본적인 원인이 되는 근육 약화로 인한 눈꺼풀 처짐을 개선하기 위해서는 침으로 자극하면 효과가 좋다. 전기 자극을 주는 전침으로 치료하기도 하고 약침과 보약으로 개선하기도 하지만, 금침을 쓰면 여러 번 병원에 올 필요 없이 반영구적인 개선 효과가 있다. 매선침으로 치료하는 것도 근육을 짱짱하게 만들어주기 때문에 효과가 있다. 눈 주위를 둘러싸는 안륜근에 촘촘하게 금실을 넣어주면 눈처짐에도 좋고 안구건조증까지 좋아진다.

죽을 때까지 눈과 두피의 건강을 유지하는 법

머리가 맑지 않고 자주 눈이 시고 아프다면 일상의 생활이 편안하지 않을 것이다. 눈이 불편한 사람은 자꾸 찌푸리게 되어 인상에도 좋지 않다. 머리 쪽 건강은 순환에 달려 있다. 맑은 피가 머리 쪽으로 오고 사용된 후 발생한 노폐물은 몸 쪽 아래로 잘 배출될 수 있어야 한다. 이 순환이 원활하면 항상 맑은 피가 돌고 노폐물이 없는 상태가 되어 눈이 붓거나 머리가 아플 일이 없다.

평생 지켜가야 할 눈 건강에 문제가 있거나 혈액 순환 장애로 인한 탈모, 스트레스로 인한 원형탈모로 고민하는 사람들에게 금침은 적극 추천해 주는 치료법이다. 혈액 순환이 원활해지면서 두피 건강, 눈 건강, 얼굴의 피부톤, 미백 등을 충분히 커버할 수 있다.

금침 시술을 할 때는 하부경추(lower cervical), 흉추 1번 주변에 있는 근육들과 후두하근(뒤통수 쪽)을 먼저 풀어주는 것이 효과가 좋다. 이로써 머리 쪽으로의 혈액 순환이 좋아진다. 그 다음, 눈을 둘러싸고 있는 안륜근에 금실이 들어가면 근육이 풀어지면서 안구건조증이나 뻑뻑함이 좋아질 것이다. 혈액 순환과 림프 순환이 잘 되도록 금실은 지속적인 자극을 줄 것이다. 추가적으로 안륜근 주변에 있는 전두근, 추미근, 광대근에 금침 시술을 하면 도움이 된다.(그림 2-2 참조)

우리의 눈은 빛의 밝기에 따라 동공의 크기를 조절한다. 밝은 곳에 가면 동공의 크기가 줄어들고 어두운 곳에 가면 많은 양의 빛을 받아들이기 위해 동공이 확대된다. 스트레스를 받는 상황일 때도 많은 정보를 얻기 위해 동공은 확대된다. 그런데 이 스트레스 상황이 지속적으로 발생하면 교감신경이 항진되어 확대된 동공이 잘 수축되지 않는다. 밝은 곳에 가더라도 동공은 줄어들지 않고 열린 상태가 되는데, 이때 눈부심 현상이 나타난다. 이런 경우에는 명상 등으로 마음을 가라앉히면 도움이 된다. 그리고 침으로 근육을 풀어서 자율신경을 안정시키면 효과가 좋다.

"인공눈물을 4년 동안 매일 넣었어요"

30대 후반의 안구건조증이 심한 남성이 있었다. 그는 눈이 건조해서 4년 동안 매일 인공눈물을 넣어왔다고 했다. 이마에는 여드름이 아주 많이 나 있었고 눈이 충혈된 상태는 안쓰러울 지경이었다. 4년이나 매일 밥 먹듯이 인공눈물을 넣었는데도 상태가 나아진 게 없다면 다른 방법을 강구해야 했다.

상담을 한 뒤에 금침 시술을 하기로 했고, 양쪽 안륜근에 금실을 10개씩 사용해 시술했다. 몇 개월치 보약 값으로 반영구적인 효과를 볼 수 있는 시술이라 오히려 가성비가 좋았다.

이후 한 달쯤 지났을 때 환자를 우연히 길거리에서 만났는데, 반갑게 부르면서 달려왔다. "그때 금침 시술을 하고 나서 그 다음날부터 눈물을 한 번도 넣은 적이 없어요. 그리고 이마 보세요. 여드름이 싹 없어졌어요." 회사 여직원들에게 다니고 있는 피부과가 어디냐며 소개해 달라는 소리를 계속 듣고 있다고 했다. 얘기를 들으며 살펴보니 피부가 반짝반짝할 정도로 윤이 났다. 그리고 나서 1년 후에는 늦결혼을 한다는 소식도 들려왔다.

간에 열이 많아도 눈에 피로가 올 수 있는데, 눈이 충혈되면서 자꾸 따끔따끔해진다. 한약을 계속 써서 림프 순환을 활성화시키고 음식 조절을 하는 방법도 써볼 수 있다. 너무 싱겁게 먹는 사람이라면 이럴 때는 소금이 약이 되기도 한다. 소금은 모든 기운을 아래로 내려주는 작용을 하기 때문에 몸 안의 열을 내려서 아래로 보내는 역할을 한다. 변비로 고생하는 사람도 소금물(정제염이 아닌 천일염으로)을 2컵 정도 마시게 하면 숙변이 쑥 내려간다. 이때 열기도 같이 아래로 내린다.

안구건조증에 맞춰 금침 시술을 했다면 일단 눈이 건조한 증상은 없어진다. 그러나 기존의 생활습관이 그대로라면 다른 어딘가에 또 문제가 생길 것이다. 그때마다 온몸에 금실을 박을 수는 없을 것이다. 반드시 식생활 조절과 근력 강화라는 생활습관 개선이 뒤따라야 한다.

탈모는 열과 순환을 다스려야 한다

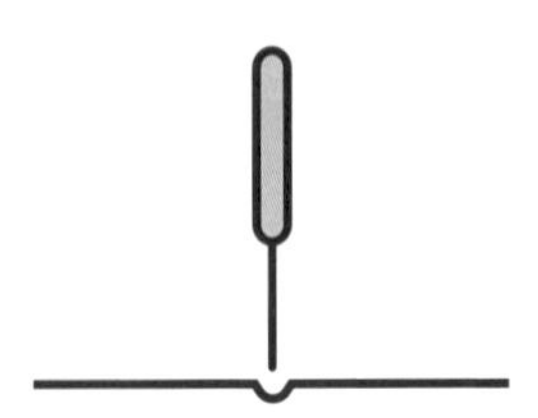

한의학에서는 탈모를 신장의 내분비 호르몬 문제, 혈액의 문제, 그리고 순환되지 못하고 쌓이는 열의 문제로 본다. 탈모는 여러 가지 원인에 의해 유발된 기혈 순환 장애가 두피에 영향을 끼쳐 발생한다. 그래서 탈모 환자를 보면 오장육부의 균형이 깨진 상태인 경우가 많다.

탈모 환자에게는 음주, 흡연, 격한 운동, 성생활, 기호 음식 등의 생활습관을 체크한다. 가족력, 과거와 현재의 병력도 확인해야 한다. 스트레스 검사기로 수치를 체크하기도 한다. 세밀하게 들어가면 두피 상태를 보고 모발을 확대해서 사진을 찍고 굵기를 체크한다. 간단한 탈모 체크법이 있는데, 다섯손가락을 펴서 살짝 빗질하듯이 머리를 가볍게 슥 넘겨봤을 때 그것만으로도 머리카락이 한두 개씩 빠진다면 탈모가 맞다. 또는 엄지와 검지로 머리카락을 100개 정도 쥔 뒤 가볍게 당겼을 때 3개 이상 빠지면 탈모로 본다.

모발이 모공에 붙어 있어도 모두 살아 있는 머리카락인 건 아니다. 성장기가 끝나 모공에 이미 죽어 있는 머리카락이 붙어 있는 경우도 있다. 성장이 멈춘 머리카락이 모공에 붙어 있는 동안 새로운 머리카락이 나오면 한 개의 모공에 두 개의 머리카락이 있게 된다. 그러면 하나는 죽은 것, 하나는 살아 있는 것이다. 탈모가 진행될 때 검사해 보면 죽어 있는 머리카락의 비율이 많다. 그러므로 치료와 관리를 통해 살아 있는 머리카락의 비율을 늘려야 한다.

눈썹은 모주기가 4~5개월이라 길게 자라지 못하며 깊이도 얕다. 나이가 들고 모발의 굵기가 점점 가늘어지면 모발도 깊이가 얕아진다. 잔디는 길게 안 자라며 뿌리가 짧고, 높이 솟은 나무들은 길게 올라가는 만큼 뿌리도 깊은 것과 같다.

머리가 뜨거우면 머리카락이 빠진다

탈모 치료를 위해서는 두피를 개선해야 한다. 밭이 좋아지면 농작물이 알아서 잘 자라기 때문이다. 그렇지 않고 황폐하고 수분도 없고 척박하고 딱딱한 땅이면 농작물이 잘 자라지 못하듯이 모발도 빠지게 된다.

탈모의 핵심은 열(스트레스)과 수분(영양)이다. 열이 내려가지 못하고 머리에 머물면 두피도 건조해지고 머리카락도 점점 얇아진다. 머리가 계속 뜨거우면 머리카락은 못 견디고 빠지고 만다. 비옥한 땅이 사막화되는 것이다. 사막에서는 나무가 자라지 못하듯 열로 인해 점점 건조해지고 모래땅처럼 척박해지면 모발이 점점 가늘어진다. 한의학에서는 수승화강(水升火降)을 건강한 상태로 여기는데, 찬 기운은 위로 올라가고 열은 아래로 내려가서 서로 만나야 하는 것이다. 탈모인 사람들은 머리에 화기(火氣)가 쏠리며 두피가 딱딱해지는데, 이걸 말랑말랑하게 만들려면 오랜 시간이 걸린다.

사람마다 인종마다 다르지만 모발의 생장주기가 남성은 3~5년, 여성은 4~6년 정도 유지돼야 한다. 흑인들은 곱슬머리에 빨리 빠지는 경우가 많다. 또 머리카락이 허리까지 오는 사람은 모발의 생장주기가 5년 이상일 수도 있다.

탈모가 아닌 사람도 하루에 80~100개씩 머리카락이 빠진다. 그 정도로는 머리카락이 빠지는 티가 잘 안 난다. 만약 전체적으로 모발의 모주기가 1~2년으로 짧아졌다가 6개월~1년으로 점점 더 짧아지고 모근의 깊이도 점점 얕아졌다면 탈모는 심해진 것이다.

탈모 치료를 받더라도 3, 4개월 만에 급격하게 숱이 많아지는 경우는 드물다. 처음에 치료받고 나면 조금 나는 것 같다가도 머리카락이 확 빠질 수 있다. 이모작, 삼모작 하는 논처럼 새로운 판으로 바뀌는 것이다. 몇 번을 빠졌다 다시 나기를 반복하면서 생장주기가 더 길어진 굵은 머리카락이 나와야 진정 머리숱이 많아진 상태가 되는 것이다.

금침으로 탈모 시술을 받는 경우에도 마찬가지다. 시술 후 나온 머리카락이 영원히 유지되는 것이 아니라 빠졌다 나기를 반복하면서 모주기가 더 길어진 굵은 머리카락이 되기를 기다리는 시간이 필요하다.

원형탈모증은 그 원인이 다르다

어떤 원인에 의해 구멍처럼 빠지다가 머리 전체가 다 빠지는 탈모증이 있다. 동전 모양으로 빠진다고 해서 원형탈모증이라고 하는데, 노화로 인한 탈모와는 좀 다른 경우다. 중증의 원형탈모증은 머리뿐 아니라 겨드랑이, 음모 등 몸에 있는 털이라는 털은 다 빠진다.

원인은 보통 스트레스성으로 보는데, 정확한 기전은 밝혀지지 않았지만 몇 가지 가설이 있다. 류머티스 관절염처럼 모근을 스스로 공격한다는 자가면역설, 열(火)로 인해 모근에 스파크가 일어나 파괴된다는 설 등이 있다. 병원에 가면 딱히 치료 방법은 없는 실정이라 스테로이드 주사를 맞기도 한다.

원형탈모증은 최근에 인구의 2% 정도에서 나타나는 비교적 흔하게 볼 수 있는 질환이 되었다. 한번 탈모가 시작되면 빠르면 한 달 만에 바리캉으로 밀어버린 것처럼 모두 빠지는 경우도 있다. 그런데도 몸에는 딱히 아픈 데가 없기 때문에 가족들이 앞장서서 오만 가지 검사를 다 한다. 증상이 호전될 때는 희한하게 한 달 만에 순식간에 머리카락이 나기도 한다. 항암치료를 하면 머리카락이 확 빠졌다가 치료가 끝나면 다시 나는 것 같은 양상이다. 유전적으로 탈모가 온 사람이 한두 달 만에 그렇게 되는 경우는 없다.

탈모 치료의 핵심은 수분과 혈액이다. 원형탈모증도 증상면에서 보면 예외는 아니다. 두피에 열이 몰리고 혈액 순환이 정체되면 건조해지고 영양분도 없어진다. 한의학에서 전체적으로 몸의 자연치유력을 높이는 치료를 함으로써 증상을 개선시킨다. 혈액 순환과 간, 신장의 기능을 모두 봐야 한다.

영양과 수분을 채워넣어 가면서 탈모 치료를 해야 하는데 다이어트를 병행하면 오히려 머리가 더 빠질 수 있다. 다이어트 후에 살이 빠지고 나서 눈에 띄게 얼굴 주름과 처짐이 생긴 경우가 있다. 주위 사람들은 "그만 살 빼라"고 할 정도다. 살이 빠지면서 얼굴의 지방도 줄어들고 수분도 줄어들면서 콜라겐까지 줄어들었기 때문이다. 주름 치료와 마찬가지로 탈모 치료에서도 다이어트를 병행하는 건 좋지 않다.

신장 기능이 떨어지면 머리카락이 빠진다

『동의보감』에서 신주발(腎主髮)이라고 해서 신장이 머리카락을 주관하는 것으로 본다. 신장 기능이 저하되어 양기가 떨어지면 머리카락이 빠질 수 있다. 노화가 되면 일반적으로 오장육부 기능이 떨어지고 양기가 흐트러지면서 신장 기능도 떨어지니 머리카락이 잘 빠지는 것이다.

신장은 노폐물을 걸러 소변을 만들 뿐 아니라 정기의 근원이 되고 양기를 발현하는 기능계다. 내과에서 말하는 내분비호르몬계는 신장 기능계에 속한다. 음기와 양기가 균형을 잃고 양기가 너무 치솟는다거나 노화로 인해 정기가 노쇠하거나 허약해지면 탈모를 유발한다고 본다.

간혹 남성호르몬 억제제를 탈모개선제로 쓰는 경우도 있다. 전립선비대증 치료제를 탈모 치료에 이용한 것인데, 약을 끊으면 다시 또 머리가 빠진다. 여성호르몬제 같은 작용을 하기 때문에 남자들도 가슴이 나온다든가 성기능이 떨어지는 등의 부작용이 나타나기도 한다.

한의학에서는 조혈 작용을 돕고 호르몬을 강화하는 약침 등의 침 치료를 한다. 여기에 폐, 간, 신장 등 오장육부를 조절하는 복합적인 치료가 필요하다. 두피에는 모근과 두피를 재생시키고 각질을 제거해 주는 미세침이나 약침으로 좋은 효과를 볼 수 있다. 더불어 전신 순환을 돕고 신장 기능을 강화하는 몸의 중요 혈자리에 약실 매선이나 금침을 놓아주면 더 확실한 효과를 볼 수 있다. 몸의 부족한 부분을 채워주고 노폐물 제거를 위한 한약 복용 또한 필수적이다. 청결한 두피를 위해 기능성 샴푸를 쓰고 아로마 오일로 염증을 진정시키고 영양 흡수를 원활히 하면 도움이 된다.

발자혈지여, 머리카락은 혈액의 나머지다

한의학 관점에서 보면 모발은 혈액이다. 『동의보감』에서는 발자혈지여(髮者血之餘)라고 했는데, 모발은 혈액의 여분으로 만들어진다는 뜻이다. 혈액이 왕성하면 머리카락에 윤기가 있고, 혈액이 부족하면 머리카락에 윤기가 없어지며, 혈액이 열을 받으면 머리카락이 누렇게 되고, 혈액이 상하면 머리카락이 희어진다고 돼 있다. 출산 후에 산모의 머리카락이 한꺼번에 빠지는 일이 있다. 에스트로겐 수치가 감소하면서 호르몬 변화가 있는 데다가 모유 수유를 하면서 몸에서 혈액을 많이 쓰기 때문에 머리카락으로 갈 여분이 없기 때문이다.

손톱은 골지여(骨之餘)라고 해서 뼈가 튼튼한지 보려면 손톱을 본다. 마찬가지로 혈액이 균형을 이루고 있는지 보려면 머리카락을 본다. 혈액이 마르면 두피와 머리카락에도 영향을 준다. 머리카락으로도 DNA 검사를 할 수 있는 이유는 혈액 성분이 남아 있기 때문이다. 일본의 어느 의사는 현미경으로 혈액 성분이 머리카락에 남아 있는 것을 관찰하기도 했다.

한의원에서는 약침과 한약 외에도 탈모 치료에 경추 추나 요법을 덧붙인다. 목이 굳어지면 머리로 혈액 순환이 안 되고 영양도 안 가기 때문에 뭉쳐진 목과 어깨의 근육을 풀어주는 것이다. 금침 시술을 하면 혈액 순환이 좋아지는 데다가 몸의 기운을 바꿔서 열기를 아래로 내리는 효과가 더해져 탈모에 더 확실한 효과를 볼 수 있다.

골반 순환이 잘 되면 소변 장애가 사라진다

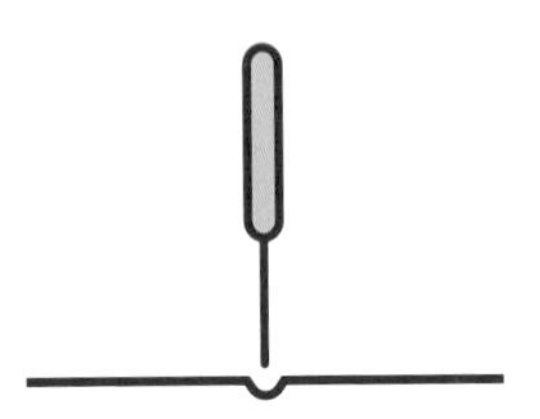

척추가 우리 몸의 기둥이라면 골반은 우리 몸의 주춧돌이다. 두 발로 서는 인간은 균형 있게 몸의 중심을 바로잡을 수 있어야 건강하다. 전체 인구의 80%는 평생에 한 번 이상은 허리통증을 겪는다고 할 정도로 요통이 흔한데, 그 원인 중 하나는 다리 꼬기와 같은 잘못된 자세와 습관으로 인한 골반의 틀어짐이다. 골반 내 혈액 순환 장애가 발생하면 생리통, 소변 장애, 성기능 장애, 비만 등의 질병으로 나타난다.

한의원에서는 노화로 인한 소변 배출 장애를 겪는 환자들을 흔히 볼 수 있다. 소변을 너무 자주 보는 것, 소변이 새는 것, 혈뇨, 소변을 볼 때의 통증 등 증상은 다양하다. 여성의 경우에도 나이가 들면서 요실금이나 방광염을 경험하는 사람이 많다. 노년층 환자 중에는 소변 장애가 없는 사람이 없다고 해도 될 정도다. 소변 장애를 겪는 사람들 중에는 복부비만이 있는 사람이 많다는 것도 특징이다.

치료는 침 자극으로 혈액 순환을 개선시켜 주는 것이다. 평소에 서혜부(Y존)를 두드려주거나 지압이나 마사지로 풀어주면 도움이 된다. 혈액 순환이 원활해지고 노폐물과 독소가 배출되면서 자연스럽게 대소변이 잘 나가고 살도 빠진다.

혈액 순환이 좋아지면 요실금이 사라진다

인체에서 배꼽 아래에 위치하는 대장, 소장, 방광, 자궁, 생식기 등을 한의학에서는 하초(下焦)라고 한다. 하초의 기능은 주로 신진대사의 산물로 나오는 노폐물들을 배설하는 것이다. 이러한 배설 기능이 정상적으로 작동하지 않으면 노폐물은 몸속 어디엔가 남아 고이게 된다. 그래서 물혹이나 결절, 용종이나 근종, 비만 등의 증상들이 나타나게 된다. 또한 하복부에 있는 장기들의 기능도 저하되고 복부와 허리, 골반기저근 등의 근육도 위축이 오거나 약해지며 혈액 순환 장애도 생긴다. 이러한 결과로 요실금, 배변 이상, 성기능 장애 등이 나타난다.

요실금으로 10년 동안 고생했다는 70대의 여성 환자가 있었다. 그녀는 하루종일 늘 소변이 마려운 상태라고 했다. 웃기만 해도 찔끔 오줌이 나오는 상태여서 병원에서 근육을 수축시키는 치료까지 받았다고 한다. 그런데 문제는 이것이 소변이 잘 나오지 않는 결과로 이어져 응급 상황이 발생한 것이다. 결국 응급실에서 소변을 빼내는 일까지 겪었다고 한다. 하복부와 골반기저근, 허리에 있는 근육들이 건강하게 작동해야 하복부에 혈액 순환이 잘 되고, 요도괄약근도 제 역할을 한다. 이러한 근육들이 출산이나 노화로 이완되고 수축이 안 되면 요실금이 나타난다. 뇌손상이 온 중풍 환자라면 모를까 웬만해선 응급실에서 소변 뺄 일은 없는데, 얼마나 급박한 응급 상황이었을지 짐작이 간다.

그녀는 잔뇨감이 심한데도 소변 양은 적은 상태였다. 막상 화장실에 가도 잘 나오지 않는 증상을 겪고 있었던 것이다. 그런데 4회 침 치료를 받고 난 후 잔뇨감이 거의 사라졌다. 침을 한 번 맞고 내원했을 때 이미 잔뇨감이 50%는 좋아진 것 같다며, 소변 양도 늘고 팬티가 젖는 일도 더 이상 없다고 했다. 요실금이 완전히 없어진 것은 아니지만, 늘상 소변이 마려운 듯한 느낌이 없어져서 삶의 질이 많이 좋아졌다고 한다.

이렇게 침을 맞고 좋아졌다면 금침을 맞았을 때는 지속적인 자극 효과와 이온 작용, 화학 작용 때문에 더 좋은 결과가 나타날 수 있다. 사람에 따라 차이는 있지만 소변 장애나 성기능 장애는 금침 시술로 좋은 효과를 볼 수 있다. 혈액 순환과 근육의 조직 재생 효과가 탁월하기 때문이다.

골반 순환이 좋아지면 살도 쉽게 빠진다

또 다른 70대 중반의 여성은 매일 밤 잘 때마다 엉덩이에 땀이 나서 새벽에 팬티가 젖는다고 했다. 요통이 있고 소화 장애가 있어서 구토도 잘 하고 뭔가 냄새를 맡으면 입덧하듯이 울렁거린다고 했다. 환자는 뱃살은 물론 팔뚝, 허벅지에도 살이 쪄서 몸이 무겁다고 하소연했다.

한의원에 오기 전날에도 잠깐 졸도했다는 환자는 걷는 걸 힘겨워했고, 주사비가 있어서 코끝이 빨갰다. 우울하고 만사가 귀찮고 음식 냄새에 예민해진 지는 12년이 됐다고 한다. 그녀는 당뇨 때문에 혈당약도 먹고 있었다. 한마디로 전신 허약 상태였던 것이다.

20일간 6회에 걸쳐 복부, 허리, 옆구리 라인에 침 치료를 받았다. 2주가 안 된 시점에 3kg이 빠지면서 몸이 가벼워졌다고 한다. 힘도 나고 활력이 높아져서 일상생활을 하는 데 문제가 없어졌다고 좋아했다. 다이어트 목적으로 침을 맞은 것이 아니었지만 노폐물과 독소가 배출되고, 혈액 순환이 잘 이루어지면서 살까지 빠졌다. 2주 정도 전신 허약에 대해 몸을 보하는 보약을 먹었다.

치료 후에도 환자는 관리를 잘 해야 한다. 혈액 순환이 잘 되면서 근육이 약해지지 않도록 적당한 운동도 해야 할 것이다. 적당한 운동은 개인의 상태에 따라 피로하지 않을 정도로 무리하지 않으면서 기분 좋을 정도, 약간의 땀이 날 정도의 강도로 하면 된다. 장 기능을 튼튼히 하고 독소와 노폐물 배출을 원활하게 하기 위해서는 물을 많이 마시고 야채와 해조류가 많이 들어간 음식을 섭취하는 것이 무엇보다 중요하다.

혈액 순환이 안 되면 결절이 잘 생긴다

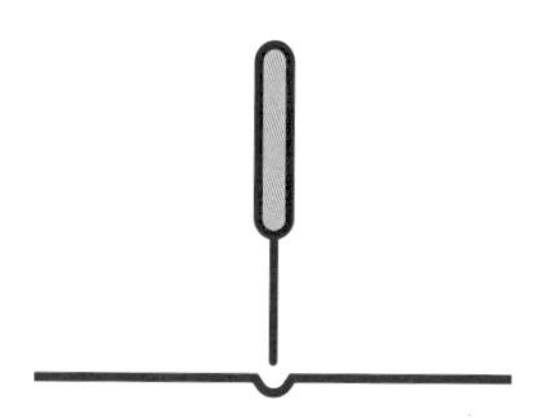

건강검진을 받은 후 물혹이 있다는 말을 들어본 사람들이 꽤 있을 것이다. 물혹은 몸 안의 체액이 정상적으로 흐르다가 어느 부위에 흐름이 막혀서 생기는 것이다. 혈액도 70%는 물로 이뤄져 있는데, 정상적으로 잘 순환돼야 할 체액이 순환되지 못하고 어느 부위에 고여 있는 것이 물혹이다.

이렇게 흐름이 막히고 뭉친 결과물은 몸의 어느 곳이든 생길 수 있다. 자궁에도 생기고 위장 내에도 생긴다. 어디에 생기는지에 따라 이름이 달라질 뿐이다. 대장에 생기는 용종이든, 위에 생기는 폴립이든, 자궁에 생기는 근종이든, 근육에 생기는 결절이든 이름만 다를 뿐 원인은 한 가지다. 또 이것이 어디까지 침범했는지 또는 변질이 심한지에 따라 이름이 달라진다. 양성인 물혹이 없어지지 않고 더 뭉쳐서 딱딱해지면 '결절'이라고 보통 부른다.

우리는 잘 먹고 잘 싸야 한다. 좋은 음식을 먹고 소화를 잘 시켜야 되며, 찌꺼기는 대변으로 잘 내보내고 신체 내의 대사산물로 생긴 노폐물은 소변과 땀으로 잘 배출해야 한다. 그렇지 못하면 독소와 노폐물로 혈액이 탁해지고 기능이 약해진 조직에 고인다. 이것은 시간이 지남에 따라 단단하게 뭉쳐 결절이 된다.

종아리는 제2의 심장

허벅지는 몸 근육의 30%가 모여 있으며, 허벅지 근육은 포도당의 70%를 소모한다고 알려져 있다. 그래서 스쿼트, 계단오르기 같은 운동으로 허벅지 근육을 단련하면 모세혈관의 순환이 잘 이루어지고 기초대사량도 높아진다. 또 종아리는 제2의 심장이라고 부른다. 심장의 수축으로 맑고 영양분이 가득한 피는 동맥을 통해 전신에 전달된다. 다리로 온 피가 모세혈관을 통해 산소와 영양분을 세포에 공급하면, 세포는 정상적인 대사를 할 수 있다. 정상적인 혈류순환이 이루어지지 않아서 생긴 노폐물과 중간대사산물이 세포 밖으로 배설되면 피가 탁해진다. 탁해진 피는 정맥을 통해 간과 콩팥과 심장으로 올려 보낸다. 문제는 정맥은 압력이 없기 때문에 심장으로 잘 돌아가지 못한다는 것이다. 대신 피가 역류하는 것을 방지하기 위해 정맥에는 판막(valve)이 있고, 혈액이 한 방향으로 흐른다. 누워 있는 상태라면 정맥의 혈액은 심장으로 잘 돌아가지만, 서 있거나 걸어다닐 때는 중력으로 인해 심장으로 올라가기가 힘들다. 그러나 종아리 근육이 수축과 이완을 주기적으로 함으로써 정맥혈은 심장으로 잘 흐를 수 있게 된다. 주기적으로 종아리의 근육이 수축과 이완을 하는 것은 심장이 수축과 이완을 하는 것과 유사하다. 그래서 종아리 근육을 제2의 심장이라고 부르는 것이다.

만약 종아리 근육이 약해서 수축을 잘 하지 못하면 정맥혈을 심장으로 잘 보낼 수 없게 되어 혈액 순환이 잘 되지 않는다. 종아리 근육이 긴장되어 있으면 더 이상 수축할 수 없어 정맥혈을 위로 보내지 못하고 혈액 순환이 잘 안 된다.

종아리의 근육량이 부족하거나 수축력이 약하다면 운동을 해서 근육량을 늘리거나 자극을 주어 수축력을 강화시켜야 된다. 만약 종아리 근육이 많이 굳어 있고 긴장되어 있다면 스트레칭을 하거나 자극을 주어 부드럽게 만들어줘야 된다.

침도 놓고 뜸도 뜨고 필요하면 약침이나 온열치료도 하면서 계속 자극을 주어 종아리 근육을 제대로 작동하게 해줘야 한다. 그중에서도 가장 강한 자극은 금침이다. 금침은 지속적인 자극으로 종아리 근육을 강화 또는 이완시켜 혈액 순환을 좋아지게 한다.

무릎에 물이 찬다고요?

70대 중후반의 한 남성이 무릎에 물이 차 있다고 했다. 병원에서 주사기로 물을 뺐다고 하는데 벌겋게 부어 있었다. 순환이 안 되고 염증이 생긴 상태였다. 처음에는 침 치료를 받았는데, 집에 가면서 무릎에서 물이 흘러 바지가 다 젖었다고 했다.

이후 그는 금침 시술 상담을 요청했다. 일주일 동안 심하게 아플 테지만, 염증 때문에 아픈 것과 금침 자극 때문에 아픈 건 양상이 다르기 때문에 분리해서 살펴볼 것을 당부하고 시술을 했다. 염증이 서서히 없어지면서 통증도 없어질 것이지만, 금침이 들어가서 아픈 증상은 며칠 지속되기 때문이다. 찌릿찌릿하기도 하고 따끔따끔하기도 하고 뻐근하게 아픈 것이 최소 일주일, 길면 열흘 가기도 한다. 드물게는 한 달 동안 아프기도 하지만 시간이 지날수록 점차 좋아진다.

일주일 만에 온 환자는 여전히 찌릿찌릿하다며 금침에 대해 반신반의했다. 그렇지만 처음 내원했을 때 무릎에서 물이 흘러내리던 증상이 없어졌고, 그에 따른 통증도 사라졌다. 더불어 시뻘겋게 부었던 것도 가라앉아 있었다. 금침이 자리잡으면 찌릿찌릿한 건 금방 없어질 테니 기다려보기로 했고, 한 달이 지나기 전에 찌릿찌릿한 증상은 사라졌다. 이후에도 혈액 순환에 도움이 되도록 종아리와 허벅지 근육을 자주 문지르고 마사지할 것을 권했다. 금침 시술 후에 다른 여러 가지 치료를 병행하면 더 좋은 효과를 낼 수 있다.

금침이 혈액 순환을 도와 결절을 없앤 임상 사례는 꽤 많다.

또 다른 사례로 왼쪽 무릎 때문에 너무 아파서 앉지도 못하고 통증이 심해서 고생스럽다는 50대 후반의 여성이 있었다. 처음에는 무릎에 물이 찬다는 이야기를 하지 않았고, 무릎 아래쪽이 아프다고 해서 통증 부위 주변으로 금침을 썼다. 25개 금실을 사용했고, 두 달 후에 내원했다. 무릎 통증이 나아졌다는 환자는 그제야 무릎 안쪽에 물이 차서 두 달에 한 번씩 병원에 가서 물을 뺐다는 이야기를 꺼냈다. 두 달 동안 무릎과 무릎 아래로 나타나는 통증도 없어지고 무릎에 물도 차지 않았다고 한다. 금침의 지속적인 자극으로 혈액 순환이 잘 되어 관절에 찬 물도 잘 제거되었고 통증도 없어진 것이다.

폐경기 전후의 질건조증, 고칠 수 있다

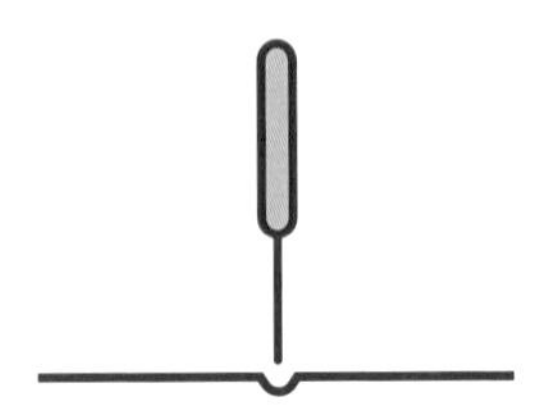

나이가 40대를 넘어가면서 질건조증으로 힘들어하는 환자들이 꽤 많다. 마흔이 넘어서 결혼하고 싶은 상대를 이제야 만났는데 결혼을 앞두고 질건조증으로 고생하고 있어서 결혼을 해도 될까 고민하던 환자가 있었다. 그녀는 금실 시술 후에 질분비물이 충분히 나오기 시작했고 결국은 결혼에 골인했다.

예전에는 이쁜이수술이라고 해서 모양을 예쁘게 하는 수술이 있었다. 그러나 모양보다는 가려움증, 요실금, 착색 등의 문제를 개선하는 것이 보다 근본적인 해결책이 될 것이고, 그것이 자신감으로 연결될 것이다. 여름에 수영복을 입는데 수영복 바깥으로 보이는 Y존의 짙은 색깔이 기미처럼 보일 때 참 난감

할 것이다. 이것은 얼굴의 혈색이 밝아지는 것과 같은 원리로 금침 시술로 개선할 수 있다. 모든 여성이 원하는 것처럼 아기 피부 같은 상태로 돌아갈 수는 없지만 자연스러운 자신감을 얻을 정도는 된다.

Y존의 고민에 대해서는 남녀가 따로 없다. 말 꺼내기가 부끄러운 이야기일 수도 있겠지만, 사실은 가장 소중한 이야기다. 57세의 남성 사례가 있다. 금침 상담을 할 때는 의구심이 들기도 했지만 시술 후 강직도, 만족도 등이 10년 전으로 돌아간 것 같다며 그는 만족해했다. 일주일 정도 지나니 통증이 없어졌고 업그레이드된 성능을 느꼈다면서 건강한 성생활에 있어 큰 도움이 될 것 같다고 했다. 전반적으로 혈액 순환이 좋아지고 활력이 생긴 것이다.

남성도 여성도 혈액 순환이 문제다

Y존 금침은 아무래도 여성분들 시술이 더 많고 40대, 50대가 많다. 만족도는 여성은 거의 100%라고 해도 좋을 정도다. 원하는 부분을 개선할 수 있도록 맞춤 시술을 하기 때문이다. 남성의 경우에는 70~80%의 만족도를 보인다.

질건조증이든 전립선 문제든 결국은 혈액 순환이 문제다. 아니면 당뇨로 인한 모세혈관 수축이 원인인 경우도 있다. 남성의 전립선에 문제가 있을 경우에는 항문 주위 근육이나 대퇴부 안쪽 근육, 아랫배 근육, 허리와 둔부 근육을 풀어줌으로써 남성의 건강한 자신감을 회복하는 데 도움을 줄 수 있다.

여성은 출산, 원하지 않았던 수술, 피임 등으로 인해 아랫배에 혈액 순환이 안 좋아짐으로써 Y존이 무너지는 사람이 많다. 부부가 서로에게 권해 한의원에 찾아오는 경우도 있다.

갱년기 이후 여성은 여성호르몬 분비가 줄기 때문에 질벽도 얇아지고 질 분비물이 줄어든다. 따라서 질건조증이나 만성적인 질염에 시달릴 뿐만 아니라 성적인 감각과 탄력도 떨어질 수 있다. 건조증이 너무 심하면 살을 에이는 듯한 통증을 호소하기도 한다. 피부와 마찬가지로 이곳에서도 노화로 인한 콜라겐, 엘라스틴 감소 현상이 발생하는데, 이로 인해 대음순, 소음순 등이 위축되고 외형적인 모양도 처져 우울하고 자신감이 떨어지는 정서적 고통을 겪기도 한다.

금침 시술로 대음순, 음핵, 질벽 등에 금실을 삽입하면 혈액 순환을 탁월하게 향상시켜 탄력을 복원시킬 수 있다. 혈행 부족으로 생기는 외음부의 착색도 밝게 톤을 바꿔준다. 음핵과 질벽까지 시술하면 떨어진 성적 감각을 회복시키고, 얇아진 질벽의 두께도 다시 두꺼워지면서 질 분비물도 많아져 만성적인 질염과 질건조증도 탁월하게 호전된다. 성교통 또한 개선되기 때문에 부부생활에서의 만족도도 올라간다.

금니와 똑같이 99.99% 순도의 금실로 시술하는 금침은 염증 반응에 의해 콜라겐 축적이 이뤄지고 질을 다시 촉촉하고 탱탱하게 되돌린다. 고차원의 치료적 염증 반응이다. 비절개, 비출혈 시술이기 때문에 다음날 바로 일상생활이 가능하다. 일주일간 회복 기간을 거치고 나면 성생활도 바로 가능하다.

"1년 넘게 건조하고 너무 가려워요"

질건조증으로 가려움증이 심했던 여성 환자 사례가 있다. 1년이 넘게 건조하고 가려운데 도무지 나아지지 않는다는 것이다. 혹시 염증이 있나 싶어서 병원에 가서 자궁 검사도 해봤다고 하는데 염증도 없고 세균도 없었다고 한다. 병원에서는 원인을 모르겠다며 돌려보냈고, 그녀는 이후에 여기저기 한의원을 찾아다니면서 한약도 먹어보고 혈을 개선하는 약도 먹었다고 한다.

질의 문제를 개선하기 위해 간과 자궁을 함께 살펴야 했다. 간은 노폐물을 처리하고 혈액을 저장하는 화학공장 같은 장기다. 한마디로 혈액 덩어리다. 생리통이 심하거나 임신이 잘 안 되는 사람의 경우에도 자궁은 물론 심장과 간 기능을 함께 봐야 한다. 몸에 혈액이나 수분이 부족하거나 간이 적절한 기능을 유지하지 못하고 균형이 깨지면 간에 울체가 생긴다. 교통체증처럼 기의 흐름에 체증이 생기는 것이다. 그러면 자궁도 같이 울체가 된다.

이 환자는 간을 개선하는 한약을 먼저 처방했는데, 그만하면 효과를 볼 만큼 먹었는데도 크게 나아지는 건 없어서 Y존 금침 시술을 권했다.

어차피 노화는 오는 것이지만 누구나 다 가려움증이 생기는 것은 아니다. 특히 회음부가 가렵다는 것은 그 부위 근육들이 위축돼 있다는 뜻이다. Y존 부근의 근육들이 굳어 있거나 약화되어 혈액 순환이 안 되면 분비물이 잘 안 나오면서 질건조증이 생긴다. 가려움증은 건조함 때문에 생긴 증상이었다. 팔다리 같은 부위도 겨울철에 피부가 건조하면 가렵다. 몸에 수분이 부족한데 물을 많이 안 마시고 공기도 건조하면 자꾸 가렵게 된다.

처음에는 금실 10개만 사용해서 시술하고 증상의 변화를 관찰했다. 일주일 뒤에 다시 내원했는데 가려움증이 굉장히 줄었다며 시술을 더 하고 싶다고 했다. 40개를 더 해서 총 50개 금실로 시술했다. 이후 가려움증은 싹 없어졌다고 한다.

한 달쯤 지난 후 다시 만난 그녀는 "그때 금침 받고 나서 너무나 좋아졌어요. 지금까지 한 번도 가려운 적이 없었고 말랐던 몸에도 살이 붙었어요"라고 하며 완전 대만족이라고 했다. 처음부터 금침을 시술했다면 효과를 더 빠르게 볼 수 있었을 사례였다고 생각한다.

비법은 산소와 영양이 잘 공급되는 것

일본의 어느 의사는 "산소가 답이다. 모든 질병이 생기는 원인은 산소다"라고 말했다. 회음부 부근에 혈액 순환이 안 된다는 것은 산소 공급, 영양 공급이 제대로 안 되고 있다는 뜻이다. 우리 몸은 어느 곳이든 혈액 순환이 잘 되면 산소와 영양이 잘 공급되어 질병 없이 자연스럽게 늙어갈 수 있다.

코와 입을 막고 1분 동안만 숨을 참아보자. 10초만 지나도 혈압이 오르고 힘들어진다. 산소는 시시각각 필요한 것이다. 고혈압이 있다는 것은 혈액이 잘 전달되지 않는다는 뜻이다. 곧 산소가 부족하다는 얘기다. 산소 부족이 생기는 이유는 혈관이 좁아져 있기 때문이다. 또는 혈관 속에 있는 내용물이 탁하거나 혈액이 너무 건조하거나 너무 끈적끈적하거나 적혈구 상태가 안 좋거나 하는 복합적인 문제가 있는 것이다.

혈액이 깨끗해도 호르몬 문제가 있거나 심장에 문제가 있거나 신장이 막혔거나 간, 폐에 문제가 있을 수 있는데, 그것도 결국은 산소 부족의 문제다. 산소가 각 장기에 적절하게 가지 않으면 질병이 시작되기 때문이다. 자궁 쪽에 침을 놓는 이유는 혈액 순환을 잘 시켜서 자궁벽 세포들이 산소 공급을 잘 받을 수 있도록 해주는 것이다.

눈이 건조해지면 안압이 올라가는 이유도 산소가 전달되지 않기 때문이다. 이때 금침이 들어가면 혈액 순환을 원활하게 해주면서 산소 공급이 잘 된다. 부위만 다를 뿐 질건조증과 안구건조증은 같은 문제인 셈이다. 혈액 순환, 수분 부족, 산소 공급의 문제다. 어느 위치에 있는 장기냐에 따라 질병의 이름이 달라지고 증상이 조금씩 달라질 뿐이다.

죽을 때까지 먹어야 하는 건 약이 아니다. 예를 들어 고혈압 진단을 받고 약을 먹기 시작하면 평생을 먹는다. 죽을 때까지 매일 먹어야 한다면 그건 이미 약이 아니라 밥이다. 환자들도 소중한 자신의 몸을 무조건 병원에만 맡겨놓을 것이 아니라 평상시에 스스로 건강관리를 하면 좋을 것이다.

5장

내 몸을 되살리는 건강 습관

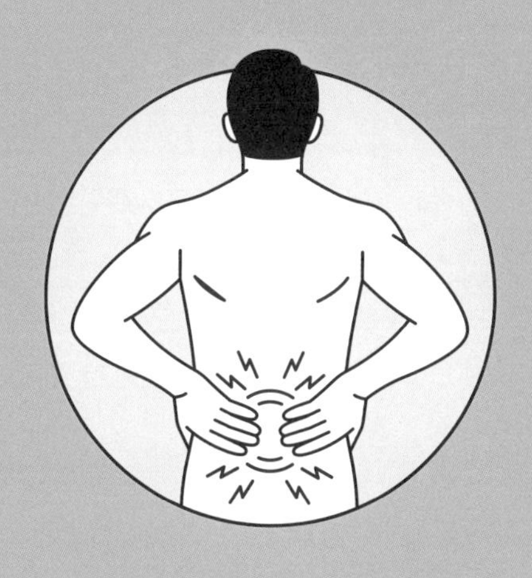

몸에서 합성되지 않는 미네랄을 먹어라

지나친 저염식이 독소를 키운다

혈액 순환을 원활하게, 약이 되는 물

에너지를 만드는 산소 호흡법

건강한 자극을 주는 운동, 지압, 마사지

몸에서 합성되지 않는 미네랄을 먹어라

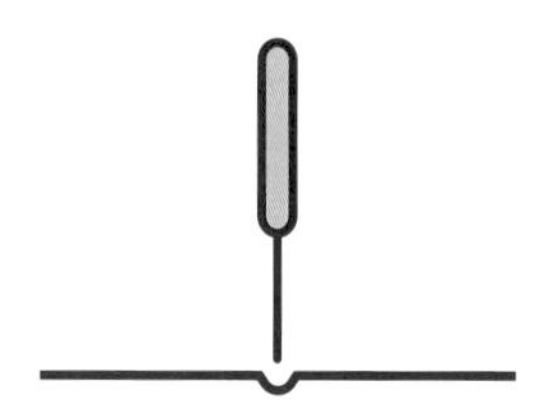

질병이 없는 건강한 몸을 만들고 유지하기 위해서는 영양, 산소, 자극의 3가지가 구비돼야 한다. 그래야 온몸 구석구석의 조직과 세포가 생명활동에 필요한 요소들을 얻을 수 있다. 우리가 유지해야 할 생활습관도 결국 이 3가지를 잘 공급해 줄 수 있느냐 하는 문제다.

첫째, 영양은 올바른 식습관을 통해서 섭취한다. 여기서 영양은 수분과 미네랄로 대표될 수 있으며, 수분은 염분과 관련이 있다. 우리는 식사를 통해 영양을 섭취하는데, 그중에서도 몸에서 합성되지 않아 음식으로 섭취해야만 얻을 수 있는 영양소를 중심에 놓고 먹어야 한다.

둘째, 산소는 영양 공급보다 생명 유지에서 훨씬 더 중요한 필수 요소다. 사람은 하루 동안 밥을 안 먹어도 살 수 있지만, 산소는 하루는커녕 30분만 공급이 안 돼도 죽는다. 공기는 공짜이고 폐 기능에 특별히 문제가 없는 한 누구나 숨쉬는 데 문제가 없다고 생각하니까 중요성을 잘 모른다. 하지만 몸속에 산소를 충분히 공급할 수 있도록 제대로 숨쉬고 있는 사람은 의외로 드물다.

셋째, 자극은 질병으로 인해 항상성이 깨진 몸을 조화로운 상태로 되돌리기 위해 필요한 것이다. 질병의 예방 차원에서도 운동 자극은 꾸준히 주어야 하고, 지압이나 마사지 효과를 보기 위해 유용한 혈자리를 알아두면 좋을 것이다.

여기 5장에서는 영양(수분 · 염분 · 미네랄), 산소, 자극 측면에서 꼭 알아야 할 건강 습관을 소개할 것이다. 금침 시술을 받고 나서 자칫 금침을 만병통치약처럼 여겨서 다시 건강을 소홀히 하는 생활로 돌아갈 수가 있다. 그러나 금침이 불멸의 삶을 주는 것은 아님을 기억해야 한다. 금침 효과를 높이기 위해서라도 자신의 습관을 잘 살펴보고 고쳐나가기 바란다.

튼튼한 근육에는 미네랄이 필요하다

근육은 우리가 먹은 모든 음식과 미네랄로부터 만들어진

다. 현미, 잡곡, 과일, 채소 등의 건강한 탄수화물은 근육운동을 할 때 좋은 연료가 된다. 적정량의 탄수화물을 먹으라고 하면 어떤 사람들은 빵, 밥, 면을 잔뜩 마음껏 먹어도 된다고 생각하는데, 정제된 탄수화물과 당류(설탕류)는 피해야 한다. 또 야채와 과일은 탄수화물 식품이 아니라고 생각하기 쉬운데, 그렇지 않다. 『국가표준식품성분표』에서 식품별 100g당 탄수화물 함유량을 보면 청양고추 7.01g, 당근 7.03g, 양배추 7.92g, 비트 8.4g, 들깻잎 8.89g, 찐 단호박 15.45g 등 상당한 양이 들어 있다. 뿌리야채는 좀 더 높아서 데친 연근 14.41g 마늘 26.65g 등이다.

내가 무엇을 우선적으로 챙겨먹어야 할지 결정하는 기준은 내 몸에서 합성되는 영양소인지 아닌지 살펴보는 것이다. 우리 몸에서 단백질은 세포 내 리보솜에서 합성되며, 탄수화물(포도당)은 간과 신장에서 포도당 신생합성을 통해 생산된다. 야채와 과일을 우선적으로 먹어야 하는 이유는 몸에서 합성되지 않는 미네랄을 섭취해야 하기 때문이다. 여기에 더해서 몸에서 합성되지 않는 필수아미노산과 필수지방을 신경써서 먹으면 된다. 이렇게 얘기하면 "종합비타민이랑 오메가3 영양제 챙겨먹고 있어요"라고 말하는 사람도 있다. 그러나 영양제로 먹으면 몸에 얼마나 흡수되는지 알 수 없다. 더군다나 영양제를 통한 섭취는 간을 혹사시킨다.

또 야채, 과일이 중요한 이유는 살아 있는 그대로 먹을 수 있기 때문이다. 계란과 고기는 삶고 찌는 순간 단백질이 변성된다. 게다가 항생제와 사료를 먹고 키운 고기는 살균 처리, 방부 처리까지 하므로 우리도 유해 성분을 먹게 된다. 그걸 또 튀기면 변성지방을 같이 섭취하게 된다. 이것은 우리 몸에 유전자 변형을 일으키고 암 발생 위험을 높인다. 동물복지 유정란을 먹는 것이 좋은 이유가 여기에 있다. 그리고 비용 문제만 없다면 목초 먹고 키운 소, 돼지, 닭을 구해서 먹는 것이 좋다.

단백질 식품을 선택할 때는 모든 단백질 식품을 골고루 먹는 것으로 한다. 한 종류만 집중적으로 먹는 건 피하고 식물성과 동물성 단백질을 모두 먹는다. 육식은 가공된 것은 피하고 소스나 양념은 최소화해서 구워 먹거나 삶아 먹는 것으로 한다. 만약에 몸에 이상이 있다면 일정 기간 육식을 끊고 콩, 두부 등 식물성 단백질만 먹으며 몸의 변화를 느껴보는 것도 좋다.

지방의 경우에는 필수지방(불포화지방) 중에서도 오메가3가 많이 함유돼 있으며 열을 가하지 않고 먹는 올리브유, 들기름 등을 중심으로 먹으면 된다. 동물성 기름은 필수지방 함유량이 높은 돼지고기, 오리고기를 중심으로 섭취한다.

아침엔 미네랄야채주스

현대인들은 생각보다 야채를 잘 안 먹는다. 아침은 바쁘다고 안 먹고, 점심 저녁은 다이어트한다며 대충 먹다 보면 제대로 식사를 챙겨먹지 못한다. 그러다 회식이나 모임을 하는 자리에서 고기나 회를 잔뜩 먹고 후식으로 탄수화물을 잔뜩 섭취하며 주말에는 치킨, 피자 등 기름진 음식으로 폭식하는 경우도 많다. 그러나 고기는 하루 100g 정도를 적당량으로 하고 그만큼 야채의 섭취량도 늘려야 한다.

우리를 둘러싼 환경은 탄수화물 과다를 만들기가 쉬운데, 하루 동안 먹었던 음식들을 한번 적어보면 알 수 있다. 먹을거리가 넘쳐나는 환경 속에서 하루 세 끼 외에도 배고프지 않아도 자꾸 손대는 음식들이 많다. 밥을 먹고 난 후에 조각케이크와 커피를 마시며, 야식으로는 치킨, 피자, 탕수육을 먹는다.

과도한 탄수화물 섭취와 과도한 포화지방 섭취가 장기간 계속되면 모세혈관에 노폐물이 쌓이고 혈당이 높아진다(트랜스지방, 유지방도 주의한다). 반복적으로 혈당이 오르락내리락하다 보면 인슐린 기능이 떨어져 인슐린저항성이 생긴다. 혈액에서 조직으로 옮겨가야 하는 영양물질들이 나아가지 못하고 갇히며, 끈적끈적한 혈액이 되면서 혈관이 손상된다. 결국 당뇨병 진단을 받거나 콜레스테롤 수치가 높다며 고지혈증 진단을 받는다. 이때 고지혈증 약을 계속 먹다 보면 혈관이 낫지 못하고 상처가 그대로 노출되어 병은 더 심해진다.

탄수화물을 많이 먹는 사람도 고기를 많이 먹는 사람도 아침에 미네랄주스를 만들어 먹는 것으로 몸을 개선할 수 있다.

야채, 과일마다 함유된 미네랄이 다르기 때문에 각종 야채와 과일을 골고루 섞어서 주스를 만들어 먹는다. 우리는 쌀밥을 먹지 않으면 식사를 하지 않은 것 같은 선입견을 갖고 있는데, 과일, 야채에도 탄수화물이 함유되어 있기 때문에 식사로서 충분히 대체될 수 있다.

단백질과 마찬가지로 과일이든 야채든 한 가지 식품만 먹는 것은 피해야 한다. 한 가지만으로는 우리에게 필요한 미네랄을 충분히 얻을 수 없다. 골고루 다 먹어야 모든 장기에 작용해 병이 없다. 어느 한 가지만 먹으면 결핍이 생기거나 과다 섭취로 인한 부작용이 생긴다. 예를 들어 오렌지만 1년 내내 먹으면 모세혈관에 카로틴이 누적돼 손발이 누렇게 뜬다(카로틴혈증). 심장에 좋다며 비트만 내내 과하게 먹다간 옥살산 성분 때문에 신장에 무리를 줄 수 있다.

아침에 미네랄주스를 먹은 날과 안 먹은 날은 확실히 다르다. 묻지도 따지지도 말고 일단 한번 해보는 것이 중요하다. 미네랄이 충분한 날과 미네랄이 부족한 날의 그 느낌을 잘 기억해야 한다. 갈아 만든 주스가 먹기 힘들다는 사람은 섬유소를 거르고 착즙으로 먹어도 된다. 하루 이틀 해보고 안 하는 것보다 장시간 오래 먹을 수 있는 방법을 택하는 것이 좋다. 실천하기가 어렵다면 약한 단계에서 시작해 지속할 수 있는 방법을 찾는다.

녹즙으로는 먹기가 힘들기 때문에 처음에는 좋아하는 과일을 넣었다가 점점 다른 과일과 야채를 늘리면 된다. 최종적으로는 색깔별로 조금씩이라도 섞어 마시는 것을 원칙으로 한다. 예를 들어 토마토와 레몬과 미나리와 포도, 사과와 파인애플과 시금치와 배, 비트와 당근과 양배추와 오이 등으로 조합한다. 최대한 5색을 조합하고 먹지 못한 것은 반찬으로 섭취한다. 5색 컬러푸드는 각각 빨간색은 심장으로, 노란색(주황색)은 비위장(脾胃腸)으로, 녹색은 간으로, 검은색(보라색)은 신장으로, 하얀색은 폐로 가서 작용한다.

밥을 먹을 때도 백미만 먹지 말고 미네랄 섭취를 위해 여러 가지 잡곡을 섞어서 먹을 수 있다. 잡곡은 찰현미, 보리, 조, 기장, 율무, 수수, 호박씨, 해바라기씨, 흑미, 녹색미, 콩 종류, 옥수수 등 10곡이든 20곡이든 섞을 수 있다. 율무 같이 굵은 걸 섞어 잡곡밥을 할 때는 불렸다가 밥을 짓는다. 몸을 좋게 하려면 약간의 정성이 필요한 법이다. 다만, 장누수 증후군에는 통곡물이 좋지 않다는 연구가 있으므로 의사와 상담 후 실행할 것을 권한다.

신장투석 환자를 되살리다!

현대에 고혈압, 당뇨 환자가 늘어남에 따라 신장투석 환자도 늘어나고 있다. 미네랄주스를 중심으로 한 야채식으로 신장

투석에서 벗어난 사례들을 소개한다. 신장 질환 환자들은 정맥혈에서 혈청 크레아티닌(creatinine) 수치를 측정하는데, 노폐물이 잘 걸러지고 있는지 보는 것이다. 정상 수치는 0.5~1.3mg/dl이다.

만성신부전이 있는 A씨는 신장의 사구체가 망가져 더 이상 노폐물을 여과할 수 없어 투석을 해야만 하는 환자였다. 처음 만났을 때 크레아티닌 수치가 9.64mg/dl로 심각했다. 상담 끝에 생선을 포함해 육식을 끊고 착즙한 미네랄주스를 하루에 4번씩 마시기로 했다. 요즘 야채, 과일은 당도만 높이는 품종 개량으로 미네랄 함유량이 예전에 비해 5분의 1로 떨어졌다고 한다. 그런데 착즙으로 엑기스만 먹으면 부족분을 더 많이 먹을 수 있어서 좋다. 그의 크레아티닌 수치는 일주일 뒤 9.17mg/dl로 떨어지더니 보름 만에 8.63mg/dl까지 떨어지는 걸 확인했다.

야채과일주스를 만들어 먹으라고 하면 환자들은 "이걸 어떻게 집에서 해요?" 하는 반응을 보이는 경우가 많다. ABC주스(사과 · 비트 · 당근) 같은 시판 주스를 먹겠다고 하는 사람도 있다. 물론 안 먹는 것보다는 낫겠지만, 맛을 일정하게 유지하고 오래 유통하기 위해 산화방지제 등 첨가물이 들어가 있다는 걸 고려해야 한다. 농사 지어 키워서 먹으라는 게 아니고 절구에 찧어서 보자기에 짜서 만들라는 것이 아니니까 직접 갈아서 먹는 것을 원칙으로 한다. 씻고 믹서기나 착즙기에 가는 것만 하면 된다. 주방용 세척솔을 준비해 두면 뒤처리도 어렵지 않다.

또 다른 만성신부전 환자 B씨는 처음 만났을 때 크레아티닌 수치가 7.92mg/dl였다. 미네랄주스와 야채식으로 식단을 바꾸고 야식은 절대 금지하고 요리에는 알칼리성 높은 죽염을 쓴 결과, 5주 후 크레아티닌 수치가 6.19mg/dl로 떨어졌다. 그 역시 투석 환자였는데 5주 만에 부종이 빠지고 신장이 좋아지고 있다.

급성 신부전이 왔다가 만성이 돼버려 신장 투석을 이제 막 시작했다는 C씨는 크레아티닌 수치가 3.27mg/dl이었다. 그는 운동은 따로 하지 않았고 계란을 포함해 모든 육식을 끊어보겠다고 했다. 근육이 좋아지려면 식생활을 미네랄을 듬뿍 담은 음식으로 바꿔야 한다. 우리가 먹은 것을 대사 항진시켜서 영양이 골고루 가게 하고 에너지를 소모시키기 위해서다. 식사만 바꾼 것으로 그는 10주 후 크레아티닌 수치가 1.65mg/dl로 떨어졌고 신장 세포가 살아나면서 투석 치료를 끊을 수 있게 되었다고 신기해했다.

지나친 저염식이 독소를 키운다

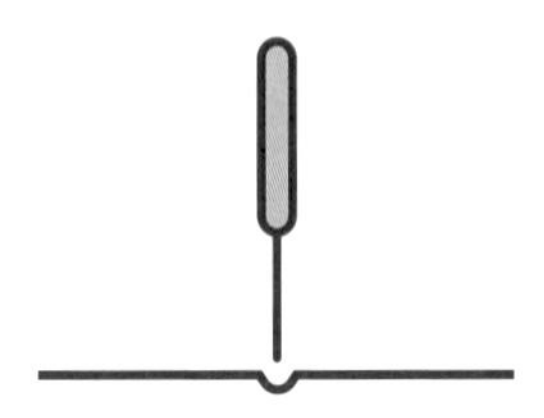

우리가 음식을 통해 영양을 섭취하면 영양의 소화, 분해, 흡수, 배출은 모두 나트륨과 함께 이뤄진다. 평소에 염분 섭취가 부족하면 음식을 흡수하고 이동시키는 능력이 떨어진다. 섭취한 음식을 에너지로 전환시키는 것도 쉽지 않아 기운이 없고 무기력해진다. 신경, 근육, 관절, 혈액 또한 약해지고 부족해져서 순환이 원활하지 못하고 노폐물이 쌓여 쉽게 피로해진다.

현대인들은 "짜게 먹으면 안 된다"는 미디어 정보에 장기간 노출된 나머지 소금을 기피하고 지나치게 싱겁게 먹는다. 소금은 물을 끌어당기기 때문에 염분 섭취가 충분하면 물도 많이 먹게 된다. 반면 요즘 사람들은 염분도 수분도 부족해지기 쉽다.

단식을 할 때도 물과 소금은 먹어야 한다. 단식하던 정치인이 소금까지 거부해서 탈수 증상으로 병원에 실려갔다는 이야기를 들어본 적이 있을 것이다. 심장에는 소금이 다량으로 필요한데, 섭취가 안 되면 박동을 멈출 수 있다. 우리에게 필요한 건 소금을 적게 먹는 것이 아니라 소금을 잘 배출하는 것이다.

옛 문헌을 보면 소금은 몸을 따뜻하게 하고 뼈와 근육을 튼튼하게 한다. 『동의보감』에서 "소금은 성질이 따뜻하고 맛은 짜며 독이 없다. 가슴의 통증과 구토와 설사를 비롯한 급성 위장병에 먹으면 좋고, 심한 배앓이와 부스럼에 끓여서 바르면 좋다. 다만, 많이 먹으면 폐를 상하여 자주 기침한다. 기침하거나 몸이 붓는 사람은 완전히 금해야 한다"고 기록하고 있다.

『본초강목』에서 "소금은 명치 아픈 것을 치료하고 담과 위장의 열을 내리게 한다. 체한 것을 토하게 하며 설사하게 할 수 있고 지혈도 할 수 있다. 복통을 그치게 하고 독기를 죽이며 뼛골을 튼튼하게 하는 작용을 한다. 살균 작용을 하고 피부를 튼튼하게 하며 피부병을 치료하고 위장을 튼튼하게 하고 묵은 음식을 소화시킨다. 또 식욕을 촉진하고 소화를 도우며 속이 답답한 것을 풀고 뱃속의 덩어리를 터뜨리며 부패를 방지하고 냄새를 없애며 온갖 상처에 살을 돋게 한다. 대소변을 통하게 하며 오미(신맛 · 쓴맛 · 단맛 · 매운맛 · 짠맛)를 증진시킨다. 또 눈을 씻으면 잔글씨를 보게 된다"고 했다.

소금은 죄가 없다

소금은 독소를 흡수하는 효능이 강하다. 예전에는 연탄가스에 중독되면 응급처치로 동치미 국물을 먹였는데, 소금물을 섭취하기 위한 것이다. 실내 공기가 안 좋을 때도 소금을 가져다놓으면 안 좋은 성분들이 소금에 흡착된다. 소금 정제공장에서는 방독면을 쓰고 일하는데, 소금이 빨아들인 독가스가 심하기 때문이다.

소금은 뭐든 끌어당기는 능력이 강하다. 몸속에서는 이산화탄소, 노폐물, 지방 덩어리, 독소 잔재물 등을 다 끌어당긴다. 농약 병에 적힌 걸 보면 혹시 마셨을 경우 즉시 소금물을 먹고 토하라고 돼 있다. 대장 내시경을 할 때도 소금물을 먹으면 설사를 하면서 장을 깨끗하게 씻어낼 수 있다. 그러고 나면 혈압도 낮아지고 혈당도 쭉 내려간다.

소금, 즉 염화나트륨(NaCl)은 우리 몸속에서 나트륨이온(Na+)과 염화이온(Cl-)으로 나뉜다. 이온으로 가득한 우리 몸에는 칼슘이온, 칼륨이온, 마그네슘이온 등도 있지만, 나트륨이온이 혈액에 가장 많이 존재한다. 나트륨이온은 우리 몸의 수분을 조절한다. 짠 음식을 먹으면 수분이 더 필요하다는 신호를 뇌로 보내고, 수분을 섭취해 오줌을 만드는 작용이 활발해진다. 또 나트륨이온은 칼륨이온과 함께 우리 몸의 신경자극을 전달하기도 한다.

그런데 고혈압 환자가 늘어나는 현대에는 소금을 자꾸 기피하도록 유도한다. 우리 몸에서 나트륨이온의 농도가 증가하면 물의 흡수도 늘어나기 때문에, 혈액의 액체 성분인 혈장의 부피를 증가시켜 혈관 벽을 압박함으로써 혈압을 상승시킨다는 것이다. 그렇다고 저염식이 혈압을 낮추는 것도 아니다. 오히려 염분을 제한함으로써 수분 섭취까지 감소하게 만드는 이런 상태는 몸에 여러 부작용을 유발할 수 있다.

저장된 영양을 에너지로 전환하는 능력이 떨어져 배고픔을 참지 못하는 상태, 심한 식곤증, 졸리지 않은데도 나오는 잦은 하품, 안구건조와 입 마름, 소화불량과 속쓰림, 저체온, 수족냉증, 저혈압, 기억력 감퇴, 철분결핍성 빈혈, 나른함, 집중력 저하, 만성피로, 수면장애, 골다공증, 생리불순 등이 모두 지나친 저염식으로 인해 일어날 수 있는 증상들이다. 우리가 신경써야 할 것은 소금을 먹고 잘 배출하기 위해 나트륨과 칼륨의 밸런스를 살펴보는 것이다. 우리가 자주 먹는 김치는 나트륨과 칼륨의 밸런스가 완벽한 음식으로 잘 알려져 있다. 미국《워싱턴 포스트》는 김치를 "한국의 값싼 건강보험"이라고 극찬했을 정도다. 김치로 먹는 소금은 많이 먹어도 배출되기 때문에 걱정하지 않아도 된다.

소금은 미네랄의 총집합이다

소금이 우리 몸에 들어오면 필요한 만큼 쓰고 나머지는 배설된다. 이때 몸에 남아도는 칼슘, 칼륨, 탄수화물과 함께 빠져나간다. 우리 몸에서 소금을 제일 많이 쓰는 곳은 심장이다. 소금 염(鹽) 자를 써서 '염통'이라고도 부를 정도다. 나트륨이온, 칼슘이온, 칼륨이온이 심장 안팎으로 왔다갔다 하면서 전류를 만들어내기 때문에 심장은 자체적으로 뛸 수 있고, 혈액을 온몸에 보낼 수 있다. 그런데 몸에 소금이 안 들어가면 내 몸의 전해질 농도가 점점 떨어진다.

혈액의 전해질 농도가 0.9%로 유지될 때 적혈구가 각 조직에 산소를 운반하며 노폐물을 원활히 배출할 수 있다. 몸에서 나트륨 농도가 너무 낮으면 적혈구에 수분이 들어가 팽창돼 터져버릴 수 있다. 병원에 입원하면 신경전달 이상으로 발생하는 쇼크를 막기 위해 생리식염수를 링거로 주사하는데, 생리식염수는 한 마디로 소금물이다. 소금은 단순히 맛을 내는 감미료가 아니다. 설탕은 안 먹어도 되지만 소금은 안 먹으면 안 된다.

바닷물을 염전으로 끌어들여 바람과 햇빛으로 수분을 증발시켜 만든 것을 우리는 천일염이라고 부른다. 우리가 먹는 천일염에는 짠맛을 내는 나트륨 외에도 칼슘, 마그네슘, 칼륨, 철 등 80~90여 종의 미네랄이 포함되어 있다. 오랜 시간 간수를 뺀 소금을 먹어보면 단맛이 나는 것은 미네랄이 들어 있기 때문이다.

마트에 가서 인스턴트 식품의 식품성분표를 보면 정제염을 쓰고 있는 걸 볼 수 있다. 이것은 불순물을 없앤다는 이유로 나트륨만 남기고 미네랄을 모두 없애버린 것이다. '정제'라는 말이 주는 느낌 때문에 정제염이 왠지 깨끗한 느낌이 들겠지만 실상은 다르다. 미국에서 시작된 정제염은 일본을 거쳐, 한국에도 퍼져 1979년 정제염 공장이 들어섰다. 그런데 이후 뇌, 신경계, 혈관계, 신장 등에 다양한 질병들이 생겨났다. 그 원인을 연구해 보니 몸에 나트륨이 많이 침착된 것을 알게 되었다. 그래서 나트륨 때문에 질병이 생겼다고 해서 '소금이 나쁘다'는 인식이 퍼지게 된 것이다. 짜게 먹는 게 해롭다는 건 결국 정제염 때문이다. 미네랄 없는 정제염으로 장을 담그면 미생물 발효가 잘 안 된다. 미네랄은 아주 미량이어도 내 몸에는 다 필요한 것들이다. 무기질이라고도 말하는데, 이것이 내 몸에서 혈관을 청소하고 장을 청소한다.

또 소금은 썩지 않게 하는 역할을 한다. 싱거운 음식들은 빨리 부패되지만, 소금을 뿌린 생선은 신선도를 유지한다. 소금을 제한하면 인슐린저항성을 일으켜 여성의 지방 조직이 증가한다는 연구도 있다. 싱겁게 먹으면 몸이 차가워지는 경향이 있는데, 몸이 찬 사람들은 비만이 되기 쉽다.

약이 되는 소금 섭취법

우리 몸에서 수소이온은 위에서 분비된 염산과 펩신을 도와 단백질을 분해한다. 또 몸 안에 들어오는 균을 죽이는 살균작용을 한다. 우리 몸의 수소이온농도는 pH(페하)라는 단위로 표시되며 7보다 낮으면 산성, 7보다 높으면 알칼리성이다. 사람이 생존 가능한 pH 범위는 7.0~8.0 정도로 알려져 있는데, 건강한 혈액은 7.4 전후의 약알칼리성을 유지한다.

우리 몸은 항상성을 유지하면서 균형을 이뤄야 한다. 우리가 콜라처럼 산성이 강한 음식을 섭취하거나 몸속에서 산을 만들어낸다면 신장에서 소변을 많이 만들어서 산을 배출하거나 폐에서 이산화탄소의 형태로 배출해 체액의 pH를 맞추려 할 것이다. 대부분의 질병은 이 항상성이 깨지면서 시작된다.

고기, 생선 등 산성 식품보다 과일, 야채 등 알칼리성 식품을 즐겨 먹는 사람은 만성 질환의 빈도가 낮다. 한의학에서 약으로 사용하는 소금은 900도 이상에서 구워낸 죽염이다. 7.7pH 정도인 정제염, 8.5pH 정도인 천일염보다 알칼리성이 조금 더 높다. 신장 질환이면 보통 소금과 물을 제한하려고 하는데, 앞서 소개한 대로 오히려 죽염과 야채를 먹고 질병을 이겨낸 임상 사례가 많다.

초기의 임신부들이 입덧을 할 때 병원에서 처방하는 것도 생리식염수 링거다. 자궁 속의 양수는 산소가 가득한 맑은 소금물이다. 50%가 소금 성분이라 살균이 되기 때문에 아기가 오줌을 싸고 똥을 싸고 그 물을 먹어도 건강하게 지낼 수 있다. 싱겁게 먹던 사람들이 임신을 하고도 싱겁게 먹으면 몸에서 염분이 부족해서 역류 현상이 생겨 토하고 싶어지는 것이다. 임신을 하면 산소도 두 배, 소금도 두 배, 미네랄도 두 배가 필요하다. 힘이 없고 기력이 떨어진 임신부가 본능적으로 염분 섭취를 늘리면 입덧이 싹 가라앉는다. 기가 아래로 안 내려가고 올라오는 것이 입덧인데, 소금은 아래로 내려보내는 효과가 있어서 입덧을 가라앉힌다.

혈액 순환을 원활하게, 약이 되는 물

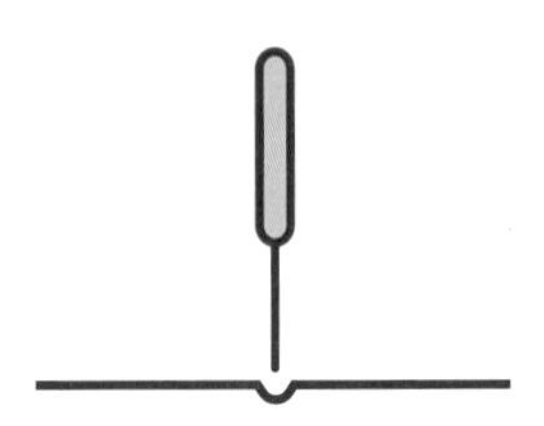

우리 몸의 모든 에너지 대사는 물을 필요로 한다. 인간의 수정란은 99%가 물로 돼 있으며, 갓 태어난 태아의 신체는 90%가 물로 돼 있다. 성장이 멈추는 24세 정도가 되면 인체의 70%가 물로 구성되는데, 물이 인체의 60%가 되면 노화가 일어나기 시작하며 50%에 이르면 사망한다.

몸의 대부분을 차지하는 수분은 단백질과 함께 근육을 구성한다. 우리 몸속에 들어온 물은 혈액, 세포액, 림프액, 각종 호르몬을 구성하며, 끊임없이 각 세포에 여러 가지 영양과 산소를 공급해 주고 불필요한 노폐물과 가스를 몸 밖으로 배출시킨다. 우리 몸에 영양과 산소를 공급하는 혈액은 적혈구, 백혈구, 혈소판을 제외하면 83%가 모두 물이다. 혈액 순환이 안 된다는 것은 곧 물의 순환이 안 되는 것이다. 물은 인체에 어떤 부작용도 일으키지 않고 온몸 구석구석 전달되어 생체 기능을 이끌어간다.

사람의 체액은 pH 7.35~7.45의 약알칼리성이며, 혈액도 마찬가지다. 따라서 몸이 건강하려면 미네랄이 풍부한 약알칼리수를 음용해야 한다. 인체 내 미네랄은 3.5% 정도의 미량이지만, 모든 미네랄들은 상호 연계되어 작용하기 때문에 한 가지라도 결핍되면 건강에는 심각한 문제가 생긴다.

인체는 항상성이 흐트러지면 세포가 외부 자극에 대해 저항력을 잃고 각종 질병에 걸린다. 만약 산성이나 강한 알칼리성의 물을 장기간 마시면 체액이 정상치에서 벗어난다. 그러면 인체는 다시 적정 수준으로 되돌리기 위해 인체 내의 덜 중요한 조직에서 미네랄을 끌어다 쓴다. 체액이 산성이라면 뼈 속의 칼슘을 끌어와 약알칼리성으로 조절할 것이고, 체액이 강알칼리성이라면 산성을 띠는 미네랄인 황(S)과 인(P)을 끌어와서 약알칼리성으로 만들 것이다. 이것이 지속되면 인체 내 수많은 조직들에서 미네랄을 과도하게 끌어다 쓰게 되고, 결국 미네랄 결핍이 각종 질병으로 이어질 것이다.

물이 부족하면 폭삭 늙는다

인체의 세포분열은 물에서 이루어지며 인체 기능을 유지하는 데 필요한 각종 효소, 호르몬, 단백질 등의 합성은 모두 물에서 이루어진다. 항상성 유지를 위해서 우리 몸은 수분량을 일정하게 유지하는데, 사람은 보통 하루 중 호흡, 땀, 대소변으로 2.6리터의 수분을 배설한다. 그러므로 우리는 매일 2.6리터의 물을 마셔줘야 하는데, 음식물을 통해 보통 1.1리터 정도의 수분을 섭취한다고 한다. 그러므로 순수한 물을 1.5리터 정도는 마셔줘야 한다. 그렇지 않으면 세포의 신진대사가 원활하지 않아 몸속에 쌓인 노폐물과 독소를 제대로 배출할 수 없어 질병에 걸리기 쉽다. 재난 상황에서 음식을 먹지 않고도 40일간 생존했던 사람은 있지만, 물은 마셔야 한다. 물이 부족하면 체내의 독소를 배출하지 못해 일주일도 안 돼 사망할 것이다.

수분 부족은 노화를 급격히 진행시키고 우울증까지 유발할 수 있다. 신장은 우리 몸의 소변량을 조절함으로써 체내의 수분량을 조절한다. 보통 24시간 동안 150리터의 혈액이 신장으로 흘러들어가는데, 몸속 노폐물은 신장에서 응축되어 하루 1.6리터 정도의 소변으로 배출된다. 항상성을 유지하려면 내보낸 만큼의 물은 보충해 줘야 한다. 그렇지 못하면 소변으로 배출하지 못하고 다시 재생해서 쓰게 된다. 그러면 노폐물을 처리하지 못해서 신장은 무리하게 되고 혈액을 정화하는 기능이 떨어진다. 수분 부족이 만성화되면 인체는 몸 안의 전체 수분량을 줄여버리는데, 세포의 체액을 끌어와서 혈액의 수분을 채우고 세포는 수분 함유량이 줄어들어 급격한 노화가 진행된다.

그러므로 우리는 생체 기능을 원활하게 유지하기 위해 평소에 충분한 물을 마셔야 한다. 화장실 가기 귀찮다며 물을 마시지 않는 것은 생기 있는 아름다움을 버리겠다는 것과 같다. 흔히 입이 마르면 그제서야 물을 마시는 경우가 많은데, 갈증을 느낄 때는 이미 탈수 상태에 있다는 뜻이다. 운동하기 전에도 미리 물을 마셔서 근육을 촉촉하게 해줘야 부상을 예방할 수 있다.

주스와 커피는 물이 아니다

평소에 우리가 수분, 염분, 미네랄을 충분히 보충하기만 하면 보약이나 영양제를 먹지 않고도 대부분의 질병을 효과적으로 예방할 수 있다. 우리가 마시는 샘물이나 수돗물에는 물분자뿐 아니라 각종 미네랄과 다양한 성분들이 녹아 있다. 용해력이 뛰어나다는 특성 때문에 물에는 물질을 이루는 모든 성분들이 조금씩 녹아 있다. 소량이지만 인체에 없어서는 안 되는 필수 미네랄도 물에 녹아 있는데, 세균이나 오염물질을 걸러내겠다며 미네랄까지 모두 걸러버린 정수기 물이 좋은 물일 수는 없다.

미네랄이란 인체에 함유된 원소 중 산소(O), 탄소(C), 수소(H), 질소(N)를 제외한 나머지 원소를 총칭하는 말이다. 칼슘(Ca), 인(P), 칼륨(K), 황(S), 나트륨(Na), 염소(Cl), 마그네슘(Mg)이 비교적 양이 많으며, 미량의 것으로는 철(Fe), 구리(Cu), 망간(Mn), 요오드(I), 아연(Zn), 셀레늄(Se), 게르마늄(Ge) 등이 있다. 정제수가 아닌 물에는 일반적으로 칼슘, 나트륨, 칼륨, 마그네슘 등 신진대사에 필수적인 미네랄이 들어 있다.

한의원에 온 환자들에게 물은 충분히 마시고 있는지 물어보면 “평소에 커피, 주스, 차를 많이 마시고 있어서 괜찮아요”라고 답하는 사람이 많다. 인체가 수분을 필요로 할 때 음료로 물을 대신할 수 있다고 생각하는 것은 상당한 착각이다. 음료에는 물이 포함돼 있는 건 맞지만 대부분 카페인 같은 탈수 물질이 함께 들어 있다. 이뇨 작용이 강한 음료를 자주 마시면 수분 부족이 만성화되어 갈증에 둔감해질 수 있다. 커피, 차, 술 등은 그 안에 포함된 물보다 더 많은 물을 빼앗아간다. 따라서 콜라 한 잔을 마시면 물도 한 잔 마시고, 커피 두 잔을 마시면 물도 두 잔 마시고, 술을 세 잔 마시면 물도 세 잔 마시는 습관을 들이는 것이 좋다.

수분 부족이 오래 되면 혈액에도 수분이 부족해져서 끈적끈적한 혈액이 되고, 고혈압, 당뇨 등의 질병에 노출된다. 안구건조, 관절 통증, 근육량 감소, 소화불량, 무기력증 등은 물을 충분히 마시고 있지 않다는 사인이다. 만성적인 수분 부족은 비만, 골다공증, 근육위축성 경화증, 알츠하이머, 파킨슨병, 암 등을 유발할 수 있다.

물과 소금은 세트다

물과 소금은 인체의 각종 생리 작용에서 서로 없어서는 안 될 상호 보완관계에 있다. 소금은 인체에서 물에 녹아 작용하는데, 소금이 수기(水氣)를 돕기 때문에 물은 소금에 의해 더욱 기능이 강해진다. 물과 소금은 체액의 삼투압을 조절하고, pH 밸런스를 맞춰 항상성을 유지하며, 근육의 수축 작용과 신경 감수성, 영양의 이동 등에 중추 역할을 한다. 각종 미네랄을 함유하고 있는 물과 소금은 우리 몸이 정상적으로 기능하는 데 가장 중요한 물질이다.

그러나 미네랄을 제거한 물, 미네랄을 제거한 소금은 우리 몸이 제대로 기능하는 데 악영향을 준다. 링거 주사액을 개발한 링게르 박사는 개구리 심장으로 심장 박동이 오래 지속될 수 있는 방법을 연구했다. 실험에서 증류수에 정제염을 탄 생리식염수를 넣어주었더니 개구리의 심장 박동이 곧 멎어버렸다고 한다. 또 미네랄이 풍부한 자연수에 자연염을 개구리 체액 염분 농도에 맞춰 생리식염수를 만들어 넣어주었더니 심장

박동이 계속되는 것을 발견했다. 병원에 입원한 대부분의 환자들이 투여받고 있는 링거액은 자연수와 자연염을 사용해 인간 체액이나 양수의 염분 농도인 0.9%를 맞춘 생리식염수다. 서양 의학에서 0.9% 생리식염수는 만병통치약처럼 쓰고 있다.

소금이 고혈압을 유발한다는 학설은 1900년대 미국에서 시작되어 최근까지 대부분의 의사들에게 정설로 받아들여졌지만, 이젠 소금이 인체에 주는 이점에 대한 연구가 전 세계에서 활발해지고 있다. 위장병 환자가 오면 5g씩 포장된 소금을 건네는 한의사도 있다. WHO의 하루 권장 섭취량이 5g인데, 질병이 있는 사람들은 몸속 전해질 농도가 0.8%로 떨어져 있는 경우가 많기 때문이다.

한의원에서 한약을 지어줄 때는 반드시 식생활을 바꾸라는 이야기를 덧붙인다. 아무리 좋은 약을 계속 써도 입으로는 독소를 만드는 음식들을 계속 집어넣고 있으면 몸은 다시 나빠질 것이 뻔하다. 그러면 아무리 좋은 약을 써도 완치는 힘들 수밖에 없다.

물은 갈증이 나기 전에 수시로 마셔야 한다. 500ml짜리 생수병 3개를 준비해 점심 먹기 전까지 한 병, 저녁 먹기 전까지 한 병, 자기 전까지 한 병을 마시는 걸로 해보자. 해본 사람은 이게 그리 쉽진 않다는 걸 알 것이다. 그러나 끼니마다 염분 섭취를 충분히 하면 자연스럽게 물을 끌어당기고, 이것이 혈액 속으로도 잘 들어간다. 방법은 여러 가지로 고안할 수 있다.

250ml짜리 작은 병 6개를 준비해서 세 끼를 먹기 전후에 한 병씩 먹는 것도 간편하게 실천할 수 있는 방법이다.

얼굴이 창백하고 기진맥진해서 내원한 사람이 그래도 커피는 마시겠다고 손에 들고 있는 경우가 많다. 하루에 10잔 마시는 사람도 있다. 혈액에서 수분이 빠져나가고 혈액은 건조해져서 몸의 열이 머리로 쏠리는 건 수순이다. 화기(火氣)가 머리에 올라오면 몸에 통증과 염증이 생긴다. 인대에는 염증이 생기고 관절에는 요산 결정이 침착되어 젊은 나이에 통풍도 발생한다. 카페인은 처음엔 도파민 분비를 자극하겠지만 점점 내성이 생기고 에너지는 고갈되어 점차 몸이 망가져간다.

에너지를 만드는 산소 호흡법

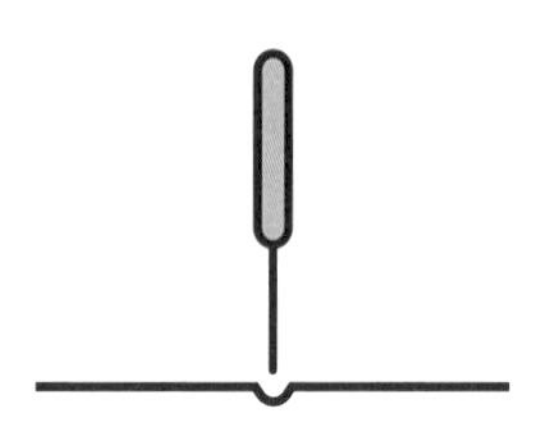

기운이 없고 에너지가 부족하면 사람들은 뭔가를 먹어야만 에너지를 낼 수 있다고 생각한다. 그러나 에너지 효율 면에서 보면 그렇지가 않다. 음식만큼, 어쩌면 더 중요한 것이 바로 산소다.

일본의 스모 선수들은 새벽 4~5시에 일어나 아침식사를 거른 채 5시간 동안 고된 훈련을 한다. 그리고 엄청난 양의 점심을 먹고 나면 산소 마스크를 끼고 낮잠을 잔다고 한다. 그들은 몸집을 불리기 위해 고칼로리의 식사를 하고 바로 잠을 자는 것이므로 그걸 따라하라는 것은 아니다. 우리가 주목할 것은 충분한 산소 공급을 위해 호흡을 더 원활히 할 수 있도록 노력한다는 점이다. 힘을 더 잘 쓰기 위한 노력이다.

음식 섭취를 제한할수록 수명이 늘어난다는 것은 수많은 실험연구들을 통해 증명되었다. 소식을 하면 세포의 부담이 줄어들고 유해산소도 적게 만들어져 노화가 천천히 진행된다.

인류의 역사 300만 년 동안 잘 먹기 시작한 세월은 100년 정도밖에 안 된다. 인류는 대부분의 시간을 굶주리면서 살았다. 현대인들은 음식을 너무 많이 먹어서 질병이 생긴다. 어떤 청년이 군대 가기가 싫어서 신체검사를 앞두고 며칠 굶어서 몸을 아프게 만들려고 했다. 그런데 예상과는 다르게 비만했던 몸이 더 건강해져서 군대에 잘 다녀왔다는 이야기도 있다. 단식을 하면서 몸속의 노폐물, 중간대사산물까지 에너지로 끌어다 쓰고 지방도 분해되면서 오히려 몸이 더 건강해진 것이다.

완전연소로 에너지 효율을 높이는 법

우리 몸에서는 에너지를 얻기 위해 세포호흡이 이루어진다. 에너지 저장 분자인 ATP(아데노신3인산)를 생산하는 것이 세포호흡의 최종 목표이다. 우리가 밥을 먹으면 포도당(glucose)이 분해되어 피루브산(pyruvic acid)이 되는 해당(解糖) 과정이 이뤄진다. 또 피루브산은 세포 내 에너지 공장인 미토콘드리아(mitochondria)로 이동해 ATP가 만들어진다. 미토콘드리아 안

그림 5-1 세포호흡

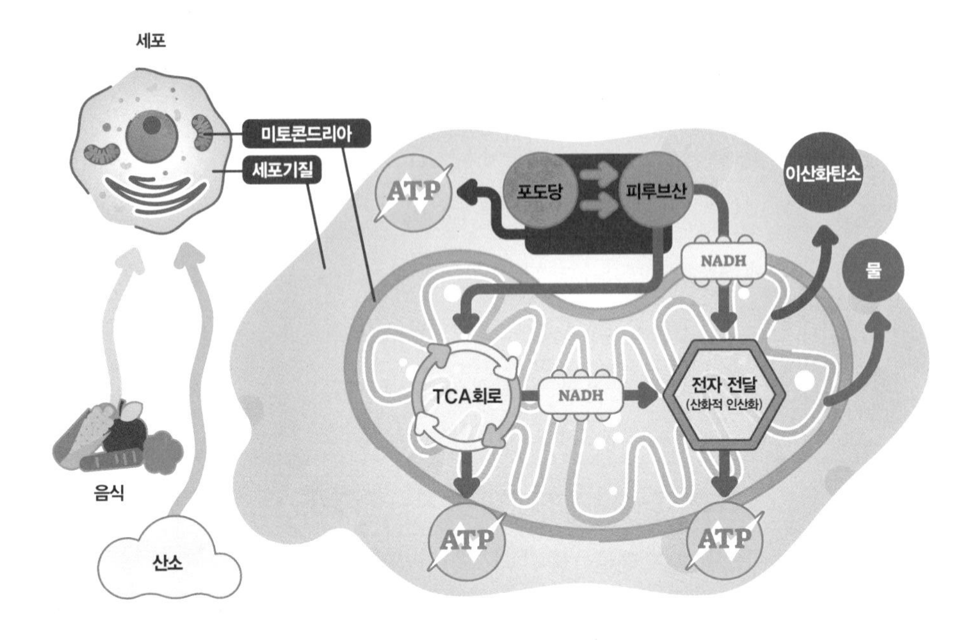

에서는 액체로 차 있는 내막 안쪽의 기질에서 TCA 회로(크렙스 회로 또는 시트르산 회로)를 거쳐 ATP가 만들어진다. 또 내막에서도 전자전달계를 통한 산화적 인산화(ADP와 인산의 결합)를 거쳐 ATP가 다량 합성된다. ATP는 생성된 후에 미토콘드리아에서 각 세포로 전달된다.

그런데 해당 작용이 산소의 유무에 상관없이 ATP가 만들어지는 데 비해, TCA 회로와 전자전달계로 생성되는 ATP는 산소가 있어야 만들어진다. 산소가 충분해야 피루브산이 미토콘드리아로 들어가 많은 양의 ATP를 만들 수 있다. 피루브산이 미토콘드리아로 들어가지 않고 세포질에서 ATP를 형성하는 것을 무산소호흡이라 하는데, 이 과정에서는 젖산과 같은 중간 산물을 생성한다. 다른 말로 하면 불완전연소가 된다. 불완전연소는 마치 자동차가 엔진으로 흡입되는 공기 양이 적어서 검은 매연가스를 뿜는 상태와 같은 것이다.

몸에 산소가 부족해 이런 중간산물들이 쌓이면 결국엔 노폐물이 많은 상태가 된다. 노폐물이 많이 쌓여 있는 몸 상태에서는 음식을 입으로 집어넣는 것보다 효과적인 산소 공급을 통해 완전연소를 유도하는 것이 훨씬 효율적인 에너지 생산법이 된다. 우리는 복식호흡과 운동을 통해 몸에 산소 공급을 늘리는 습관을 가져야 한다.

산소가 가득해야 좋은 혈액이다

호흡으로 흡수된 산소는 혈액의 적혈구에 있는 헤모글로빈(Hb)에 의해 각 조직의 세포로 운반된다. 적혈구의 모양을 보면 가운데가 오목한데 이곳에 산소가 부착된다. 헤모글로빈의 농도가 부족하면 빈혈이라고 진단하는데, 어지러움, 두통, 피로감 등의 증상부터 나타난다.

세포가 활력을 얻으려면 좋은 혈액이 왕성하게 돌아야 하는데, 그 안에는 산소가 가득 들어 있어야 한다. 혈중산소포화도(SpO2)는 혈액의 산소 농도를 나타내는데, 95~100%가 정상 수치이며 90% 아래로 떨어지면 저산소증이 된다. 혈중산소 농도가 높으면 기운이 솟고 면역력도 좋아지지만, 혈중산소 농도가 낮아지면 정화능력이 떨어져 몸 안에 독소가 쌓이고 염증, 심장 질환, 암 등의 질병에 노출된다.

만약 뇌에 산소 공급이 안 되면 의식을 잃는다. 기절(氣絶)이란 기가 끊어진 것을 뜻하는 말인데, 기 순환이 안 돼 혈이 끊어지니까 의식이 없어진 것이다. 현대의학 용어로는 쇼크다. 기(氣)는 몸속으로 들어온 공기로 설명할 수 있는데, 기를 주관하는 장기가 폐다. 호흡이 깊어지면 폐에 많은 산소가 유입되어 혈액의 질을 높일 수 있다.

말초혈관까지 산소 공급이 잘 안 되면 근육이 약해지고 통증, 저림, 근육통이 계속 온다. 뇌에 산소 공급이 안 된다는 건 더욱 치명적인 일이다. 우리 몸에서 산소 소비의 80%가 뇌에서 이뤄지는데, 여러 가지 이유로 체내 수분 함량이 줄어들고 뇌세포의 산소 공급이 방해를 받으면 뇌졸중(중풍) 위험이 높아진다. 최근에는 운동 부족이 만연한 30, 40대 뇌졸중 환자도 늘고 있다. 뇌세포가 점점 굳어지고 산소를 못 받는 범위가 넓어지면, 어느 날 갑자기 말이 어눌해지기도 하고 안면신경 쪽으로 막혀 마비가 오기도 한다. 운동신경 쪽이 마비되면 덜덜 떨리고 중심을 못 잡고 넘어지는 경우도 있다.

얕은 호흡이 병을 만든다

건강한 사람의 혈액은 적혈구가 탱글탱글하다. 우리 몸에는 10원짜리 동전 3개 정도 분량의 철분이 필요한데, 철분은 적혈구 내 헤모글로빈을 구성하는 주요 성분이다. 좋은 혈액에는 수분이 충분히 공급돼야 하고 혈관 벽도 깨끗해야 한다. 수분이 부족하면 혈액이 탁해지고 적혈구도 끈적끈적 뭉친다. 이걸 한의학에서는 어혈이라고 한다. 적혈구가 깨끗하지 못하면 적혈구에 산소를 부착할 수 있는 면적도 줄어든다.

현대인들은 얕은 호흡에 길들여져 있다. 물도 잘 안 먹는데다가 호흡도 잘 못한다. 심지어 호흡을 제대로 하지 못한다는 사실조차 인지하지 못한다.

코로 숨쉬지 않고 입으로만 숨을 쉬면 호흡이 얕아진다. 코로 공기가 들어가 흉곽이 늘어나면서 비강으로 들어가서 폐로 가야 호흡이 깊어진다.

호흡만 잘해도 병이 없다. 코로 들이쉬고 4초 머물렀다가 내뱉고 숨을 어느 정도 남긴다. 이렇게 몇 번 하면 머리가 핑 돈다는 사람이 있다. 산소 공급이 잘 안 되다가 순간적으로 뇌에 산소 공급이 많이 되니까 핑 도는 것이다. 공황장애 환자가 늘어나는 것도 얕은 호흡에서 오는 문제다.

폐는 1.3리터짜리 페트병같은 공기 주머니다. 그런데 보통 사람은 폐의 3분의 1 정도만 쓴다. 지금 앉은 자리에서 1.3리터짜리 물을 들이마신다고 생각하며 제일 큰 숨을 들이마셔 보자. 제대로 했는지 잘 모르겠으면 엄지손가락을 세워 팔을 아래로 내려뜨리고 엄지손가락을 바깥으로 외전시키면서 호흡해 보자. 아까보다 공기가 더 들어온 것 같은가? 그래도 잘 모르겠으면 일어서서 벽에 등을 붙여보자. 그냥 숨을 쉬어보는데, 몸이 벌벌 떨릴 때까지 숨을 들이마셔본다. 그 최대치를 기억하는 것이다. 그 다음엔 엄지손가락에 힘을 주고 바짝 세워서 최대한 바깥쪽으로 젖히면서 호흡해 보자. 그냥 호흡할 때와 다르게 엄지손가락이 외전되면 폐가 커지면서 쇄골까지 공기가 들어간다. 그리고 좀더 편안하게 숨이 쉬어진다.

엄지손가락은 한의학에서 수태음폐경(手太陰肺經)이라는 경락의 키 포인트다. 엄지를 벌리면 폐가 넓어진다. 엄지와 상관없이 팔만 옆으로 벌리면 폐는 안 커진다. 그래서 엄지손가락을 자극하면 폐가 좋아진다. 어깨가 좁은 사람도 엄지손가락을 자극하면 어깨가 편안해질 수 있다.

건강한 자극을 주는 운동, 지압, 마사지

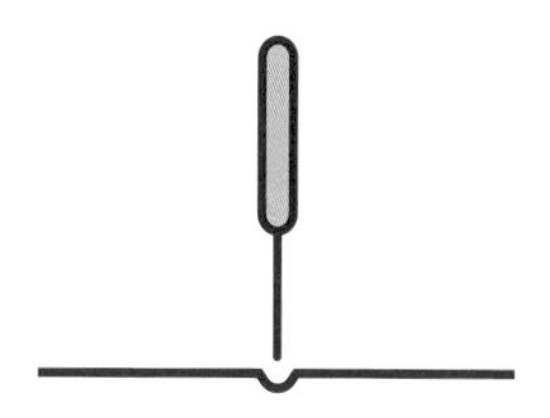

생명체는 외부 환경의 변화를 자극으로 받아 그에 대한 반응을 함으로써 살아간다. 자극을 받으면 감각이 바뀌고 생리적 활동이 촉발되는데, 그러한 활동이 왕성한 것이 건강한 상태다. 우리 몸은 항상성을 유지하고 언제나 일정한 밸런스를 유지하고 있는데, 그것이 깨진 상태가 바로 질병이고 그 밸런스를 되돌리는 것이 치료다. 몸의 밸런스를 되돌리기 위한 치료로서 대표적인 것이 침 자극과 운동이다.

인간의 몸에서 근육은 남성 45%, 여성 36%로 체중의 40~45% 정도를 차지한다. 인체 최대 기관인 근육이 원활하게 활동할 수 있도록 움직이고 자극하지 않는다면 건강은 영원히

꿈으로 남을 수밖에 없다. 이것이 우리가 운동을 해야 하는 이유다.

운동을 하면 우리 몸에 산소 공급량이 늘어나 에너지(ATP)도 잘 만들어진다. 세포호흡을 통해 ATP가 생성될 때 열 에너지도 발생하는데, 이때 생긴 열은 체온을 유지하는 데 쓰인다. 체온이 1도 올라가면 면역력이 5배 높아진다는 이야기도 있는데, 만성적인 저체온증이 있는 사람이라면 운동은 필수다.

운동을 하면 혈관이 확장, 수축을 반복하기 때문에 혈액 순환이 원활해져 순환기 질환, 고혈압, 심장 질환을 예방할 수 있다. 근육을 움직이면 음식물이 소화관을 통과하는 시간이 짧아져 발암물질이 대장에 가하는 자극 시간이 단축되므로 대장암 발생률이 떨어진다. 근육을 움직이면 뼈의 혈행이 좋아져 골다공증 예방과 개선에도 큰 도움이 된다. 근육을 움직이면 근육세포 내에 있는 GLUT-4(포도당 수송체 타입4)가 혈액 내의 당분을 빨아들이므로 근육은 강해지고 혈당은 내려가서 당뇨병 예방과 개선에도 좋다.

운동이 주는 혜택은 또 있다. 근육세포는 남성호르몬과 관련이 있다. 운동은 자신감을 주고 우울증 예방에도 효과적이며, 뇌의 혈류가 활발해지고 기억중추를 관장하는 해마를 자극해 치매 예방에도 도움이 된다.

지속적인 운동이 건강한 근육을 만든다

운동을 시작했다면 조금씩 적응하면서 운동량과 강도를 늘려주는 것이 좋다. 울퉁불퉁한 근육을 만들고 싶다며 갑자기 복근 운동을 심하게 했던 사람이 근육 파열로 병원에 온 사례가 있다. 처음엔 배가 엄청 아픈 것이 근육 때문인지 몰랐다고 한다.

근육은 근섬유의 조직화학적 특성에 따라 1형 근육(Type Ⅰ)과 2형 근육(Type Ⅱ)으로 나뉜다. 자세유지근처럼 몸의 깊은 곳에 있는 근육은 1형이 많고, 움직임을 만들거나 위치를 변화시키는 근육은 2형이 많다. 근육을 늘려 울퉁불퉁하게 만든 근육은 2형 근육이다.

1형 근육은 근육, 혈관, 지방이 적절하게 잘 조합돼 있다. 그런데 급격하게 근육을 키우면 모세혈관, 신경, 지방은 일정한데 근육량만 급격히 늘어난다. 이렇게 되면 모세혈관과 신경을 압박해서 혈액 순환이 잘 안 된다. 그 상태에서는 모세혈관과 신경이 수축해 버리고 산소 공급이 안 돼서 통증이 생긴다. 운동을 시작했으면 서서히 적응해서 모세혈관과 신경이 적당히 같이 늘면서 2형 근육으로 가야 한다. 근육질 몸매를 만들고 싶다면 적절한 시간을 할애해 공을 들이는 것이 건강한 운동 자극법이다.

운동을 할 때는 준비운동, 마무리운동으로 근육을 잘 풀어줘야 한다. 힘줄이나 인대 파열, 통증 등의 운동 손상을 예방하기 위해서는 꼭 필요한 일이다. 운동을 안 하다가 오랜만에 등산을 하거나 자전거를 타면 근육통으로 며칠을 고생하는 걸 떠올려보면 알 수 있다. 또 근육의 75% 이상은 하반신에 있으므로 운동을 할 때는 스쿼트 같은 하반신 운동을 많이 하는 것이 효과적이다.

노폐물을 없애는 림프절 마사지

운동이 주는 최대 효과는 혈액 순환일 것이다. 혈액 순환이 안 되면 몸이 붓는 경우가 많은데, 림프절이 모여 있는 부위를 부드러운 마사지로 자극해 주면 좋다. 예를 들어 발이 잘 붓는 사람은 발목 뒤쪽을 아래에서 위로 쓸어주면 가라앉는다.

목 뒤, 귀밑, 겨드랑이, 가슴샘, 서혜부(사타구니), 발목 뒤쪽, 오금 등이 림프절이 모여 있는 대표적인 곳들이다. 특히 서혜부처럼 피부가 겹치는 부분이 노폐물이 쌓여 순환이 잘 되지 않으면 결절도 잘 생긴다.

림프 방향을 따라 마사지를 해주면 느려진 림프의 흐름이 빨라진다. 림프 마사지는 따로 시간을 내서 해주는 것도 좋겠지만, 아침이나 저녁에 샤워하면서 해주면 간편하게 실천할 수 있어서 좋다. 상체를 바르게 세우고 목을 살짝 들어준 상태에서 목의 양쪽 대각선 부분을 천천히 쓸어내린다. 겨드랑이는 움푹 파인 부분을 자극하는데, 팔을 머리 위로 올린 뒤 가볍게 두드려준다.

혈액 순환이 잘 안 돼 두통이 생겼을 때 두통약부터 찾기보다는 머리뼈를 두드려주는 것도 좋다. 두드리다가 아픈 부위를 찾으면 그곳을 집중적으로 두드려준다. 하루 20~30분이라도 짬을 내서 걷기 운동이라도 해주면 좋지만, 그러지 못했다면 두드려주는 것도 혈액 순환에 도움이 될 수 있다.

통증을 다스리는 스스로 지압법

몸에 통증이 있는데 병원에 가기엔 쉽지 않은 상황일 때, 통증을 다스릴 수 있는 혈자리를 알아두면 유용할 것이다. 가장 빈번하게 만날 수 있는 근육통, 복통, 두통의 경우를 살펴볼까 한다.

등산 후에 다리가 아플 때는 양릉천(陽陵泉)혈을 눌러주면 근육통을 완화할 수 있다. 무릎 바깥쪽에 종아리뼈와 정강이뼈가 엇갈리는 곳을 눌러보면 오목하게 들어가는 부분이 양릉천이다. 이 혈자리는 모든 근육을 다스리는 혈자리라서 근육통이 있을 때, 염좌가 생겼을 때, 하지를 나쳤을 때 그 부위를 풀어준다. 혈관이 눌리면 혈액 순환이 안 되면서 산소 공급이 안 되니까 통증이 생기는 것이다. 제2의 심장이라고 할 수 있는 종아리를 주물러 주는 것도 도움이 많이 된다.

소화가 잘 안 되고 자주 체하는 사람은 족삼리혈, 합곡혈, 태충혈을 알아두면 유용하다. 족삼리는 무릎뼈에서 3~4cm 밑에 위치하며 양릉천보다 더 아래쪽이다. 합곡은 엄지와 검지 사이, 태충은 첫째, 둘째 발가락 사이에 위치한다. 보통 때는 합곡을 눌러도 아프지 않을 텐데 체했을 때는 이곳을 누르면 많이 아프다. 잘 체하는 사람이라면 평소에도 자주 합곡혈을 눌러주면 좋다.

소화가 안 될 때 또 한 군데 유용한 곳은 명치와 배꼽 사이에 있는 중완(中脘)혈이다. 이곳에 담적이 쌓여 있으면 아프다. 꾹 눌러주면 긴장이 풀리면서 말랑말랑해진다. 배꼽 양옆의 천추(天樞)혈에도 뭉침이 있는지 확인하고 같이 풀어주면 좋다.

머리가 아플 때는 풍부혈, 풍지혈, 백회혈, 사신총을 눌러주면 막혔던 기혈이 풀리면서 통증이 완화된다(그림 1-2 참조). 금침 시술을 할 때도 풍부, 풍지혈에 금실이 들어가면 "갑자기 눈이 시원해요"라고 말하는 환자들이 상당히 많다. 스마트폰이나 컴퓨터 모니터를 장시간 들여다봐서 눈이 시큰하고 흐릿한 사람은 풍부, 풍지혈을 눌러주면 도움이 된다.

두통은 기혈이 원활하게 돌지 못하고 막혀서 생기는 것이다. 막히고 뭉쳐 있는 곳을 찾아 풀어주면 혈류가 좋아져 통증도 개선된다. 승모근과 흉쇄유돌근(목빗근)은 경직되면 두통을 유발하기 쉬운 근육들이기 때문에 주물러주고 지압해 줌으로써 눌린 혈액이 잘 흐르도록 하면 도움이 될 것이다(그림 2-2 참조). 특히 귀 뒤에서 시작해서 쇄골에 붙는 흉쇄유돌근은 어지럼증이나 이명을 유발하기도 하는데, 굳으면 한쪽으로 목이 잘 안 돌아갈 수도 있다. 침 자극으로 치료할 때도 중요시되는 근육이다.

금침 시술은 지속되는 침 자극으로 화학물질을 분비시켜 자연치유력을 높이는 치료다. 워낙 치료 효과가 좋아서 많은 환자들이 만족하고 있지만, 당부하고 싶은 이야기도 있다. 금침 시술의 효과를 지속시키고 싶다면 식습관과 생활습관이 엉망이었던 건 아닌지 되돌아보고 건강한 생활을 유지하기 위한 추가적인 노력을 해주길 부탁드린다.

참고문헌

머리말

- 'Effect of Acupuncture Treatment with Gold Needle on Serum Female Hormone Levels and Bone Mineral Density in Ovariectomized Rats', Song I. S., Daegu : Kyungsan Univ. Korean, 1999
- 'Custom made Gold Implant for Management of Lagophthalmos : A case Report', Eur J Dent., SH Tuna, HS Gumus, N. Hersek., 2008
- 'Usefulness of Gold Thread Implantation for Crow's Feet. Arch Plast Surg.', Shin KC, Bae TH, Kim WS, Kim HK., 2012
- '금사, 금침, 금주를 중심으로 한 금(金)의 인체 내 매장요법에 대한 연구동향 고찰연구', 조대현, 아리온치멕, 조예은, 이상훈, 이재동, 대한침구의학회지 제33권 제1호, 2016. 3

1장

- 『포도막염』, 한국포도막학회, 엘스비어코리아, 2015. 11. 20
- '병원? 미술관? 강남한복판 그림같은 병원', 최은미 기자, 〈머니투데이〉, 2008. 5. 2
- '약! 처방 한번 더 생각하기 21호 스테로이드제', 약제비관리부, 보건복지부 건강보험심사평가원, 2012. 3
- 『나도 모르게 찔끔찔끔 변실금』, 한성호 · 강동완, 도서출판 다자인, 2019. 3. 4
- '복지부, 치매예방약 '콜린알포' 재평가 내년 6월까지', 박양명 기자, 〈메디칼타임즈〉, 2019. 10. 21
- '여기는 광저우, 이슬아 '침' 투혼 빛났다', 박치문 기자, 〈중앙일보〉, 2010. 11. 23
- '호호바오일 마사지가 건조피부에 미치는 효과', 이연희 · 송지혜, 한국산학기술학회논문지 Vol. 11 No. 11, 2010
- '탈모증: 탈모를 동반하는 원인 질환의 치료를 우선해야', 김재완 외, 《의약정보》 Vol. 1996 No. 3, 56~62p, 약업신문사

2장

- 『침의 과학적 접근과 임상 활용』, Jacqueline Filshie 지음, 이승훈 외 옮김, 한미의학, 2019. 5. 20
- 『침 · 뜸 치료의 묘리』, 지만석, 신지서원, 2000. 12. 30
- 'Traditional acupuncture triggers a local increase in adenosine in human subjects.', Takano T. 외, 《The Journal of Pain》, 2012
- 'The ettects of active acupuncture on insomnia patients; a

randomized controlled trial.' , Zhang L. 외, 《Psychology Health & Medicine》, 2020

- 'Acupuncture Alleviates Rheumatoid Arthritis by Immune-Network Modulation', Xu Y. 외, 《The American Journal of Chinese Medicine》, 2018
- '침의 염증 제어 기전에 관한 최근 견해 : 최신 연구를 바탕으로', 조종현 외, 《경락경혈학회지》, 2008
- '침의 통증 조절에 관한 연구 동향', 김종윤 외, 《대한침구학회지》 23권 1호, 2006
- 'Reduced tactile acuity in chronic low back pain is linked with structural neuroplasticity in primary somatosensory cortex and is modulated by acupuncture therapy', Hyungjun Kim 외, 한의학연-하버드의대 공동연구팀, 《NeuroImage》, 2020
- '척추손상 후 침의 염증반응 감소를 통한 운동기능 향상 효과'(Acupuncture-mediated inhibition of inflammation facilitates significant functional recovery after spinal cord injury), 윤태영 외, 《Neurobiology of Disease》, 2010
- 'Rewiring the primary somatosensory cortex in carpal tunnel syndrome with acupuncture', 김형준 외, 《Brain》 온라인판, 2012
- 'Effects of Needle-Embedding Therapy on Sequelae of Peripheral Facial Palsy', 이창우 외, 《대한침구학회지》 제28권 제4호, 2011
- 'The Effects of Needle-embedding Therapy on the Improvement Against Facial Wrinkles: A Case Series', 이승민 외, 《대한침구학회지》 제28권 제4호, 2011
- 'The Neuroimmune Basis of Anti-inflammaotry Acupuncture', Ben

Kavoussl, MS, and B. Evan Ross, DOM, LAc, 《Integrative cancer therapies》, 2007
- '침자극의 기전 및 효과에 대한 고찰 - 자율신경계와의 관계를 중심으로'(Review on Mechanism and Efficacy of Acupuncture Stimulation - Relationship between Acupuncture Stimulation and Autonomic Nervous System), 전선우 외, 《동의생리병리학회지》 제24권 제5호, 2010
- 'Effect of Facial Cosmetic Acupuncture on Facial Elasticity: an Open-Label, Single-Arm Pilot Study', 윤영희 외, 《eCAM》(Evidence-Based Complementary and Alternative Medicine), 2013
- '금사, 금침, 금주를 중심으로 한 금의 인체 내 매장요법에 대한 연구동향 고찰연구', 조대현, 《대한침구학회지》제33권 제1호, 2016
- 'Gold treatment in rheumatoid arthrits', Thomas N. Fraser, 《Annals of the Rheumatic Diseases》, 1945
- '일회용 멸균 피내침(Sterile intradermal acupuncture needles for single use), 국제표준화기구(ISO)의 국제표준으로 제정', 한국한의학연구원, 2016
- 'Efficacy and safety of therad embedding acupuncture for chronic low back pain: a randomized controlled pilot trial', Hyun-Jong Lee 외, 《BMC Trials》, 2018
- '금속 나노입자의 생물학적 합성 및 항균활성', 김범수, BT News 기획특집 p24~29, 2014
- 『성형침구학』, 김재수 · 이상훈 편저, 군자출판사, 2011. 8. 20
- 『금침치료법』, 침코리아 사이버아카데미 출판부, ㈜침코리아, 2006. 9. 30
- '법당서 무면허로 환자에게 금침시술, 징역형', 윤영혜 기자, 한의신문, 2019

• '금 나노 입자가 미세먼지를 해결할 수 있을까?', 김은영 기자, 〈사이언스타임즈〉, 2020. 7. 6
• 건강보험 주요 통계, '노인 진료비 중장기 추계' 자료, 국민건강보험공단, 2018

3장

• '근막계를 통해서 본 SMAS', 송윤경 가천대 교수, 〈한의신문〉
• 『스스로 치유하는 뇌』, 노먼 도이지, 동아시아, 2018
• 『The MALALIGNMENT SYNDROMS』, Wolf schamberger, CHURCHILL LIVINGSTONE, 2002
• 『근막통증 증후군MYOFASCIAL PAIN SYNDROME, MPS』, 유태성 · 김용석 · 김정곤 · 오재근 · 조진영, 대신출판사, 1996. 8
• 『맥켄지 통증치료법』, 로빈 맥켄지, 푸른솔, 2003
• 『자세와 통증치료에 있어서 근육의 기능과 검사』, Kendall, McCreary, Provance, Rodgers, Romani, 한미의학, 2006
• 『체절신경 조절요법』, 손인순, 야스미디어, 2004
• 『응용 근신경학』, 데이비드 월터DAVID WALTHER, 대성의학사, 2000
• 『근골과학Musculoskeletology』, 김정곤 · 강준 · 윤종일, 도서출판 의성당, 2009
• 『팔다리, 목뼈와 등뼈의 운동계 손상 증후군』, Shirley Sahrmann, 엘스비어코리아, 2011
• 『얀다의 근육 불균형의 평가와 치료』, Page, Frank, Lardner, 영문출판사, 2012
• 『근골격계 진단 및 치료의 핵심Essentials of Musculoskeletal Care』,

Robert K. Snider MD, 미국정형외과학회, 도서출판 한우리, 1999

- '스포츠 손상 시 응급처치-'PRICES'의 원칙', Kim, Y. G., 건강소식, 31(7), 24-27, 2007
- 'Combined aesthetic interventions for prevention of facial ageing, and restoration and beautification of face and body', Fabi S, Pavicic T, Braz A, Green JB, Seo K, van Loghem JA., Clin Cosmet Investig Dermatol, 2017. 10. 30
  https://pubmed.ncbi.nlm.nih.gov/29133982/
- 'Biochemistry of exercise-induced metabolic acidosis', Robergs, R. A., Ghiasvand, F., & Parker, D., American Journal of Physiology-Regulatory, Integrative and Comparative Physiology, 287(3), R502-R516, 2004
- 「전립선비대증 환자들의 보건정보를 통한 치료 향상과 관련된 예후 인자」, 이성란, 예술인문사회융합멀티미디어논문지, 9, 697-704, 2019
- 「Renal gluconeogenesis. Mineral and electrolyte metabolism」, Schoolwerth, A. C., Smith, B. C., & Culpepper, R. M., Europe PMC, 14(6), 347-361, 1988
  https://europepmc.org/article/med/3068502
- '요통과 허리 디스크에 대한 오해', 시태옥, 《공학교육》제14권제1호, 70-76, 한국공학교육학회, 2007
- 'The vasodilating effect of spinal dorsal column stimulation is mediated by sympathetic nerves', Naver, H., Augustinsson, LE. & Elam, M., Clinical Autonomic Research 2, 41–45, 1992
  https://link.springer.com/article/10.1007/BF01824210
- 'Sarcopenia', Cruz-Jentoft AJ, Sayer AA., 《Lancet》; 393(10191):

2636-2646, 2019. 6. 29
https://pubmed.ncbi.nlm.nih.gov/31171417/
- 'Keloid and Hypertrophic Scars Are the Result of Chronic Inflammation in the Reticular Dermis', Ogawa R., Int J Mol Sci. 18(3):606, 2017. 3. 10
https://pubmed.ncbi.nlm.nih.gov/28287424/
- 『한방근골과학』, 김정곤 · 강준 · 윤종일, 도서출판 의성당, 2010. 2. 25
- 『근육임상학 - 상』, 박희수 · 정희원, 일중사, 1999. 3. 10
- 『근형상추나학』, 정희원, 일중사, 1999. 3. 5
- 『한방피부미용학개론』, 이은미 외, 대한한방피부미용학회, 2003. 10. 22
- 『퓨조펑쳐(FUZOPUNCTURE)』, 조태환 · 조동필 · 박경미 · 박선섭, 도서출판 의성당, 2013. 11. 5

4장

- 『모세혈관, 건강의 핵심 젊음의 비결』, 네고로 히데유키, 시그마북스, 2018. 11. 1
- 『림프의 기적 - 해독에서 면역, 체형, 피부까지』, 박정현, 라의눈, 2016. 3. 7
- '안검하수 교정술 후 생긴 합병증 분석', 오창현, 박대환, 김찬우, 심정수, 이용직, Journal of the Korean society of plastic and reconstructive surgeons v.36 no.6 = no.169, p.743-749, 2009
- '안검하수의 한의학적 치료에 대한 국내 임상 연구 경향', Lee, H.-B., Hong, H.-J., & Lee, C.-W., 한방안이비인후피부과학회지, 32(3), 136-150, 2019

• '천일염 및 그 응용제품이 아토피 피부염, 피부 microbiome, 산화스트레스에 미치는 영향', 이강덕, 국내박사학위논문 목포대학교 대학원, 전라남도, 2020
• 'Effects of salt mixtures containing various plant extracts on pruritus disease', 응웬지용, 국내석사학위논문 목포대학교, 대한민국, 2011
• 'M자탈모, 치료는 두피 아닌 '몸'부터', 최진우, 〈폴리뉴스〉, 2020. 5. 20
• '탈모증 유발요인과 한의학적 치료 효과에 대한 후향적 연구 - 후천적 열성 탈모를 중심으로', Lee, Jung-Hwan, Jang, Jin-Young, Yoon, Young-Joon, Cho, Ah-Ra, Shin, Hyun-Jin, Jung, Sang-Uk, … Kang, Yeo-Reum, 한방안이비인후피부과학회지, 26(2), 30–44, 2013
• '두정부열이 탈모에 미치는 영향에 대한 연구', 정진란, 아시안뷰티화장품학술지, vol.9, no.2, 통권 26호 pp.1-9, 2011
• '원형탈모증(alopecia areata)의 최신 이해와 치료', Kang, Kyung-Hwa, 생명과학회지, 26(11), 1345–1354, 2016
• '성인 남 · 녀의 탈모와 스트레스 자가진단 및 스트레스 영향요인 분석', 구은주, 국내석사학위논문 남부대학교 교육대학원, 광주, 2012
• '스트레스와 탈모', 심우영, 유박린, 스트레스 研究 pp.85-91, 2007
• '탈모증 환자의 한의학적 임상 유형에 대한 연구', Yi Tae-hoo, Kang-Hyun Leem, Hee-Tack Kim, 한방안이비인후피부과학회지, vol.22, no.3, pp. 153-166, 2009
• 'Medical treatments for male and female pattern hair loss', Rogers NE, Avram MR. J Am Acad Dermatol. 59(4):547-66, 2008
• '모발에 대한 동서의학적 고찰', 장인욱, 국내석사학위논문 東義大學校 大學院, 부산, 2016
• 『자연 의학의 기초』, 모리시타 게이이치, 태웅출판사, 2003

• 『암, 산소에 답이 있다』, 윤태호, 행복나무, 2013
• '결절과 종괴, 어떻게 다르죠?', 안지현 기자, 〈헬스조선뉴스〉, 2019. 4. 3
• '자궁암의 한방치료에 대한 문헌적 고찰', 신지나, 국내석사학위논문 경희대학교, 경기도, 2008
• '적취(積聚)를 위주로 종양(腫瘍)의 병인병기(病因病機)에 관한 소고', 박재현, 엄석기, 정현식, 김경석, 윤성우, 최원철, 〈大韓癌韓醫學會誌=Journal of Korean traditional oncology〉 v.12 no.1, pp.1-13, 2007
• '건강미 상징 꿀벅지, 실제 당뇨병 위험 낮춰', KISTI의 과학향기 제1943호, 2013. 8. 26
• '한국인 성인 여성에서 허리/허벅지둘레 비와 인슐린 저항성과의 관계', 김수연, 국내석사학위논문 이화여자대학교 대학원, 서울, 2011
• '노인 당뇨병 환자의 당화혈색소, 허리/엉덩이둘레, 허리/허벅지둘레 및 치료지시이행과의 관계', 유용권, 송민선, 가정간호학회지 v.22 no.1 pp.14 - 21, 2015
• '(The) effect of rosiglitazone on insulin sensitivity and midthigh low density muscle in patients with type 2 diabetes', 남주영, 국내석사학위논문 Graduate School, Yonsei University, 서울, 2004

5장

• 『국가표준식품성분표』 제9개정판, 농촌 진흥청 국립농업과학원, 2016. 12
• '안병선 원장이 말하는 피틴산의 위험', 이시종 기자, 《퀸Queen》, 2014. 3. 9
• 『물이 약이다』, 대순진리회 교무부, 2006, 하문사
• 'Kimchi: Korea's affordable health care', 팀 카먼, 〈워싱턴포스트〉,

2012. 9. 18

- 『건강하게 사는 지혜』, 이길상, 기독교문사, 1986. 5. 1
- 『소금 오해를 풀면 건강이 보인다』, 윤태호, 행복나무, 2014. 4. 15
- 「죽염의 알칼리성 및 항산화 효과」, 조흔 · 정옥상 · 박건영, 한국식품영양과학회지 제41권제9호, 2012. 9
  https://www.dbpia.co.kr/Journal/articleDetail?nodeId=NODE01975224
- '인간의 생존능력은 어디까지?', 이지혜 기자, 《아웃도어OUTDOOR》, 2015. 8. 11
- '스모 선수들은 왜 아침을 거를까', 박용우, 《주간조선》 1982호
- '뇌졸중 초기증상, 20~30대 젊은 층에서도 종종 일어나', 김나희 기자, 《미래한국》, 2020. 7. 15

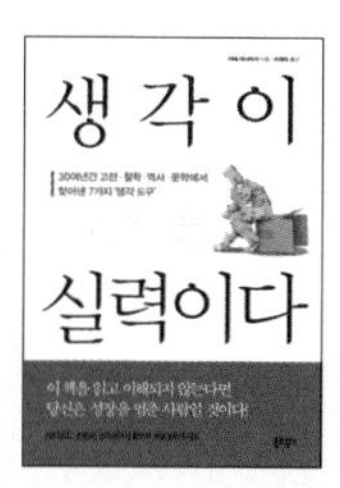

"빈부 격차보다 무서운 건 생각의 격차!"

30여년간 고전 · 철학 · 문학 · 역사에서 찾아낸 7가지 생각 도구

아베 마사아키 지음 | 이예숙 옮김

"친절한 말투인데 가슴을 콕콕 찌릅니다."

_ 독자 고옥선(회계사)

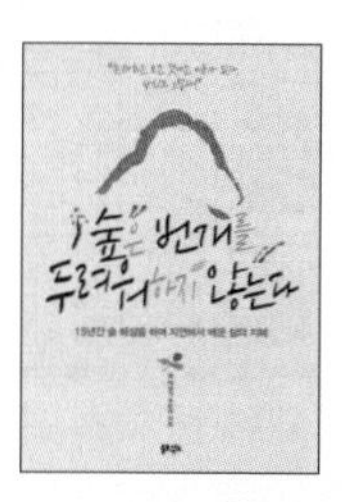

"존재하는 모든 것에는 이유가 있다! 당신도 그렇다!"

15년간 숲 해설을 하며 자연에서 배운 삶의 지혜

추순희 지음

"사진과 함께 보니 그곳에 있는 것 같기도 하고, 녹차 같은 책이네요."

_ 알라딘 독자 maru×××

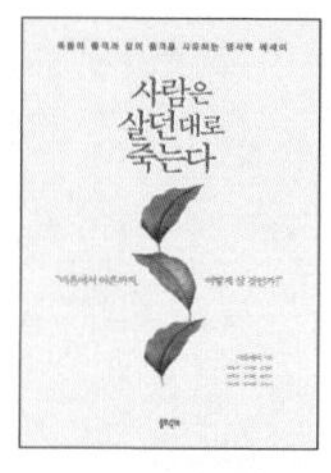

"마흔에서 아흔까지 어떻게 살 것인가!"

죽음을 바라보며 삶을 회복하는 웰다잉 에세이

마음애터 지음

"죽음과 상실에 대한 다양한 통찰을 담백하게 담아낸 따뜻한 글이다!"

_ 노유자 수녀(전 가톨릭대 교수, 한국호스피스완화간호사회 자문위원)

금침, 10년이 젊어진다

2021년 3월 5일 초판 1쇄 찍음
2021년 3월 12일 초판 1쇄 펴냄

지은이 김동원 · 조창인 · 심시현 · 한봉희 · 강수만 · 계수명 · 김천종 · 이범한 · 하리경
펴낸곳 솔트앤씨드
펴낸이 최소영

등록일 2014년 4월 07일 등록번호 제2014-000115호
전화 070-8119-1192
팩스 02-374-1191
이메일 saltnseed@naver.com
커뮤니티 http://cafe.naver.com/saltnseed
블로그 http://blog.naver.com/saltnseed

ISBN 979-11-88947-06-5 03510

몸과 마음의 조화 솔트앤씨드

솔트는 정제된 정보를, 씨드는 곧 다가올 미래를 상징합니다.
솔트앤씨드는 독자와 함께 항상 깨어서 세상을 바라보겠습니다.